"食育"は歯科医療を変える

食を変えれば、う蝕もペリオも治る

丸森英史
武内博朗 編著

クインテッセンス出版株式会社 2008
Tokyo, Berlin, Chicago, London, Paris, Barcelona, Istanbul, Milano,
São Paulo, Moscow, Prague, Warsaw, New Delhi, Beijing, and Bukarest

クインテッセンス出版の書籍・雑誌は、歯学書専用通販サイト『歯学書.COM』にてご購入いただけます。

PC からのアクセスは…
歯学書 検索

携帯電話からのアクセスは…
QR コードからモバイルサイトへ

歯科臨床で"食"をどのようにとらえるか

丸森英史

　食の最も大事なポイントは、食べ過ぎない、バランスよく、生活のリズム、適度な運動、これに尽きるのです。

食べ過ぎない

　私たちの身のまわりには、美味しいものがあふれています。美味しさと、本来生物としてヒトが必要とされる食に、大きな隔たりがでてきたのが、現代の食の大きな問題です。むかし、甘いものと美味しさはイコールでした。甘い味はエネルギーになるものがそこに含まれている目印でもあるのです。たまにしか口にできない砂糖は貴重品でした。美味しさ、甘いものを求めるように、私たちはインプットされています。しかし、美味しさを演出する砂糖は、歯の周囲にまつわりつく、バイオフィルムの重要な材料になるのです。バイオフィルムのなかで砂糖を原料に酸が多量に作られ、歯を溶かします。しかし唾液のなかには、この悪さを消す仕組みが作られているのです。

　現在の飽食の時代は、口のなかは砂糖にさらされています。唾液のはたらきは追いつきません。食べ過ぎはむし歯だけではなく、命を脅かす生活習慣病や歯周病にも関係してきます。

　私たちのまわりには「甘いものばかりを食べていると、歯に悪いよ」とはわかっていても、ついつい食べ過ぎてしまう"罠"が潜んでいます。それは人間のからだの仕組みにもみられ、私たちが住む社会のなかに、上手に仕掛けられています。それを知ることで、滝壺に落ちないように知恵をはたらかせることができると考えています。その仕組みが科学の力で明らかにされてきました。保健指導時に役立てていただけると思います。

バランスよく

　"バランスよく"も昔から語り継がれてきた知恵です。美味しさに流されると、"バランスよく"が崩れてきます。これが多くの慢性疾患の源流といわれるようになってきました。豊かな生活を求め、発展してきた文明が病を作るはたらきをしていたとは、皮肉なものです。健康のために何を食べたらよいのか、よく聞かれる声です。これさえ食べれば、という健康情報に踊らされているのも現代の病といわれています。万遍なく、偏らずに、バランスよくとしかいいようがないのです。

　私たち人類は、種々雑多なものを食べ、何とかエネルギーを蓄え生き延びてきたのです。その意味でからだの仕組みはきわめて省エネタイプなのです。種々雑多なものからエネルギーを取り込み、極限まで利用するシステムなのです。効率優先でスピードを競い、ハイオクガソリンで疾走するスーパーカーではないのです。

　ハイオクのような高カロリーのものを食べ過ぎると、人間はからだのなかにトラブルの基を溜めていきます。それが血管を傷つけ、血液を汚し、免疫力を弱らせていきます。現代の病の形です。生活習慣病の改善が注目され、多くの研究がされてきました。そのいくつかを紹介しながら、歯の健康とからだの健康をみつめ直すきっかけにしていただきたいと考えています。

生活のリズム

　"生活のリズム"がとりにくいのも現代の問題です。忙しすぎます。寝て、起きて、働いて、食べるという生活のリズムがとりにくいのです。当然ストレスも溜まります。からだのリズムより仕事のリズムが優先になる時代なのです。しかし日没とともに寝て、日の出とともに起きる生活に戻るわけにもいきません。多少のストレスも元気の源になることもあります。しかし、ストレス解消のため過食に走ったり、甘いものに溺れたり、その繰り返しではからだに負担が溜まってきます。結局、"ほどほど"、"過ぎ

ないように"のバランスが大事になり、そのための生活のリズムなのです。

　だらだら食べることは、歯の健康を損ねるひとつの原因ですが、だらだらと食物がからだのなかに入り続けると、全身の健康を損ねる原因にもなります。だらだら食べることは偏った栄養摂取につながり、過食にもつながります。

　意外な落とし穴は、ペットボトルのスポーツ飲料や炭酸飲料です。水分補給のつもりが過剰なカロリー補給になり、代謝のリズムが狂います。生活習慣病のもう一つの原因です。生物としての譲れない一線があるようです。

　生活環境の激変は、太古から続いてきた体内のリズムにそぐわないところもでてきました。脳科学や臓器の代謝メカニズムの研究の成果は、それを物語っています。食べることや寝ることなどの生活のリズムは、からだに刻み込まれて、全身の代謝が円滑になるようにコントロールされています。食欲や睡眠の制御、全身の代謝、血圧調節などに関与する細胞間の情報をやり取りする共通のタンパクが多数報告されています。それらが相互に影響し合う様子は、生物学の進歩が解明してきました。そのいくつかのトピックスを紹介しました。

　食のリズムは、睡眠のリズムに影響を与え、消化や代謝のリズムにも影響を与えます。歯科医院に来院する患者さんたちの様子を伺うと、そのリズムが崩れているのです。子どもたちもふくめて、生活のリズムを崩す生活を知らず選択しているのです。これら生活習慣のひずみが、むし歯も歯周病も含めた、生活習慣病の原因の一部を担っているのです。

適度な運動

　"適度な運動"は、ストレスで過食に走る人たちへの最も副作用のない良薬です。パソコンやテレビ、ゲームの蔓延は、間違いなく子どもたちから運動の時間を奪っています。健全な味覚を育てるためには、豊かな食と遊びが必要なのです。それが五感を育

て、感性を育てることにつながるからです。感性は、環境との関わりで育ててもらうもので、決して人工的に効率よく、容易にできるものではないのです。

　食の原点は、まさにそこにあるのです。生活習慣病の社会的要因は便利な現代社会の負の部分です。便利さ快適さ、そして美味しさをもう一度、見つめ直すことの重要性をこの本のなかからつかんでいただけたら幸いです。
　診療室などでの保健指導の話題として使えるようにコラム風にまとめてみました。そのままでも使えるように、やさしく表現したつもりです。活用されることを願っております。
　いま、私たちは自分の生活スタイルを選択する時代にいるのです。何をすべきなのか、選択を迫られています。

2008年11月

歯科医師が行う食育指導の必要性と特性

武内博朗

背景

　近年、政府は"未病"の概念を普及させ、病気を重症化させない対策をとっています。生活習慣病を専門とする内分泌科など医科では、メタボリックシンドロームという強力なコピーを国民に浸透させ、予防に取り組んでいます。

　歯科でも Periodontal medicine の領域では、歯周病と全身疾患の関係について研究報告がされています。歯周病を単なる口腔の局所疾患と狭く捉えずに、肉眼で発見できる"血管疾患、生活習慣病"と認識した上で、診療のなかに生活習慣指導を取り入れると、さらに国民から評価されるかもしれません。そんな思いから咀嚼器官を扱う歯科医師が、どのような視点から食育指導を行うとよいのかを提示してみたいと思います。

食べ方と口腔疾患、全身との関係

　肥満は、高血圧や2型糖尿病、脂質異常、冠状動脈性心臓病、内臓脂肪症候群など、さまざまな慢性疾患を引き起こすリスク因子です。最近の研究では、口腔疾患、とくに歯周病との関係も報告され、歯周病と心臓血管疾患との関連性も示唆されています。また複数の研究で、適正体重を維持し、適度な運動の継続と、栄養バランスのよい食生活を習慣とする人は、歯周病の有病率が低いとの報告があります。

歯科医師でなければ担えない分野

　歯科診療所には、一般に乳幼児から高齢者に至るまで幅広い年齢層が訪れます。さらに他の診療科と比較して通院頻度が高いと

いえます。こうした特徴は、生活習慣病を発見し、専門医へ紹介するプライマリーヘルスケア医としての機能に大変適しています。歯周病は、細菌の増殖があり、種々の問題ある生活習慣によって発症しますので、歯周病にかかっている人は、その他の生活習慣病にもかかっていることが多いようです。一部の循環器疾患や糖尿病などは、歯周病との関連が報告されていますので、歯周病と診断された場合は、歯科を経由して循環器科や内科などの専門医を受診させる仕組みも有効と思われます。

　歯周病と診断したときが、適切な生活習慣指導を行う機会ととらえましょう。歯周病は、目に見える生活習慣病といえますので、歯周治療を契機として生活習慣病と取り組みはじめるのはいかがでしょうか (図1)。

図1　歯科食育の意義は、う蝕と歯周病を全身の代謝性疾患の1徴候ととらえて対処することです。

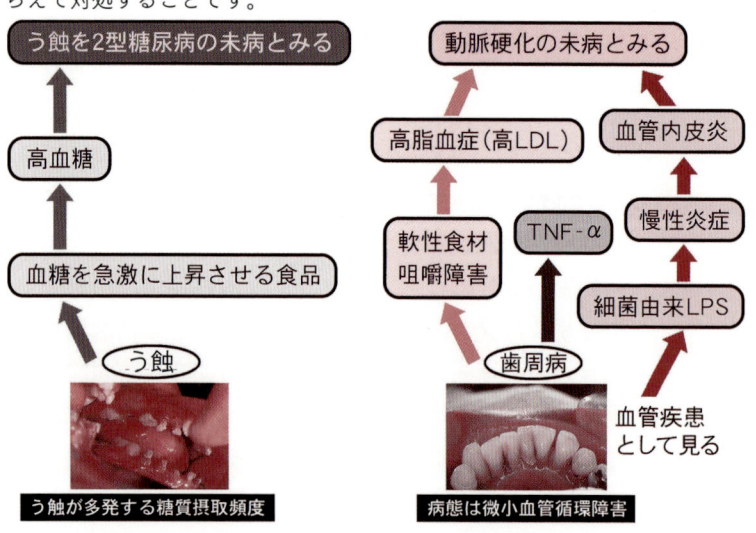

　歯周病にかかりますと、歯周病菌の成分であるリポポリサッカライド (LPS) により歯周組織の血管が劣化し、微小循環障害が

生じてきます。また LPS は、TNF-αと呼ばれるサイトカインを誘導して、血液中のコレステロールや中性脂肪増加の原因となり、メタボリックシンドロームのひとつである脂質異常を起こします。この状態を止めるためには、血管を守る生活習慣の改善が必要です (図 2)。

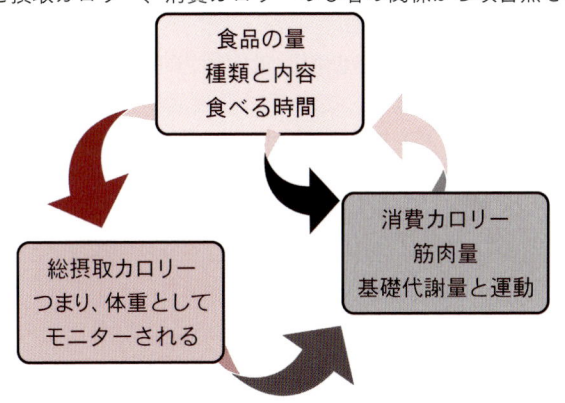

図 2　食と摂取カロリー、消費カロリーの 3 者の関係から改善点を模索。

　一方、歯を失った人は、野菜類などの高い咀嚼機能が求められる食品の摂取量が慢性的に不足しています。
　う蝕が多発している場合は、糖質の過剰摂取が推測され、糖質代謝の問題、つまり糖尿病には至らないまでも、高血糖の状態が推測されます。そこで、う蝕予防までを目標に食育を説明するのではなく、全身の代謝改善まで包括的に説明するとよいでしょう。

食育・栄養指導の分野

　このように歯科と栄養指導の分野は、互いに密接な関係にあるといえます。美しい歯並びや咀嚼機能の回復だけでは明らかに不十分であり、これに加えて、医学的な食育の知識サービスが加わってこそ、歯科医療は有意義なものになると思われます。これらのことから、歯科診療所に付加すべき機能、いままであまり関わってこなかった医療サービスの分野が示唆されているのです。

目次

歯科臨床で"食"をどのようにとらえるか	丸森 英史	3
歯科医師が行う食育指導の必要性と特性	武内 博朗	7

I. 食育のバックボーンにあるもの　15

"世界"は何を食べているのか	丸森 英史	16
非感染性疾患が全世界で増えている／ 　　NCDs（心臓病、糖尿病、がんなど）	丸森 英史	18
子どもを肥満から守る／2005年6月25日 　　のWHO国際シンポジウム神戸より	丸森 英史	20
WHOの砂糖摂取量の勧告	丸森 英史	22
世界は動いている／心臓病学会の報告	丸森 英史	24
子どもたちの体型が「肥満」と「やせ」に／ 　　平成17年国民健康・栄養調査から	丸森 英史	26
食の乱れが朝食に現れる／日本と 　　アメリカの現状	丸森 英史	28
食育基本法が作られたわけ	丸森 英史	30
メタボリックシンドロームって何	丸森 英史	32
心臓病、高血圧が増えている	丸森 英史	34
過食の実態／何が多いのか、 　　どうしてそのような生活になったのか	丸森 英史	36
子どもに肥満と2型糖尿病が増えている／ 　　世界のゆがみは子どもに現れる	丸森 英史	38
こんなに怖い食べ過ぎの害／血管壁が 　　痛めつけられる	丸森 英史	40
歯科医師会も食育推進宣言／食の入口である 　　歯科の重要性	丸森 英史	42
忍び寄る砂糖の影響／最近の研究より	丸森 英史	44

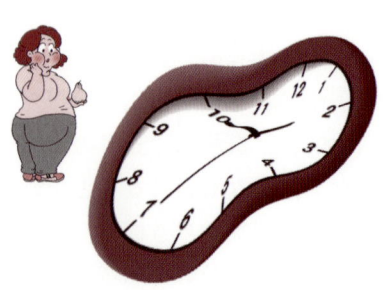

Ⅱ. 私たちの身近な問題としての"食"を考えよう　47

食育ってなあに／食べることの
　　楽しさと大切さ　　　　　　　　丸森　英史　48
現在の食を振り返る　　　　　　　　丸森　英史　50
美味しい脂肪ばかり食べていると……／血管の
　　内皮細胞を傷つけ心疾患や脳卒中を起こす　丸森　英史　52
よい脂肪、悪い脂肪って知っていますか　武内　博朗　54
脂肪の仲間たち　　　　　　　　　　武内　博朗　56
極悪非道のトランス脂肪酸に注意！　　武内　博朗　58
脂肪毒性　　　　　　　　　　　　　丸森　英史　60
ダイエットの光と影／思春期　　　　丸森　英史　62
貧血はどうして起こるの／思春期　　丸森　英史　64
格好のいい生活スタイル　　　　　　丸森　英史　66
どうして肥満になるの／学童期　　　丸森　英史　68
なぜ、お腹はグーッと鳴るの　　　　丸森　英史　70
食品に入っている添加物は怖い／利便性と
　　引き換え　　　　　　　　　　　丸森　英史　72
砂糖と代用糖の上手な付き合い方　　武内　博朗　74
外食の問題点　　　　　　　　　　　武内　博朗　76

Ⅲ. 味覚形成　79

美味しさの学習　　　　　　　　　　丸森　英史　80
繊細な味のわかる子どもに育てる／
　　薄味の大切さ　　　　　　　　　今村　智之　82
何でも口に入れるのですが　　　　　今村　智之　84
砂糖が使われるようになった背景　　丸森　英史　86
調理済み食品ばかり食べていると　　丸森　英史　88

Ⅳ. 甘いものの罠　91

好きなものだけ食べてはいけないの　鈴木　和子　92
お菓子箱は要注意　　　　　　　　　丸森　英史　94
コーンシロップを知っていますか　　丸森　英史　96
キシリトールの話　　　　　　　　　武内　博朗　98
果物なら健康にいいの　　　　　　　武内　博朗　100
スポーツ飲料には甘味料がいっぱい　鈴木　和子　102

食育のバックボーンにあるもの　Ⅰ

私たちの身近な問題としての"食"を考えよう　Ⅱ

味覚形成　Ⅲ

甘いものの罠　Ⅳ

生活習慣の何が歯科の病と繋がるのか　Ⅴ

味覚(食事)を科学する　Ⅵ

食育の実際／実践的指導例　Ⅶ

目次

V. 生活習慣の何が歯科の病と繋がるのか　105

食のリズム	丸森 英史	106
消化のリズム／食べる時間帯によって変化する体内貯蓄量	丸森 英史	108
プラークバイオフィルムって何	武内 博朗	110
肥満と歯周病／いまホットな話題	丸森 英史	112
食事と歯肉の微小循環	丸森 英史	114
食生活の改善でう蝕と歯周病は管理できる	丸森 英史	116
ブラッシングを教えるのは親の役目	丸森 英史	118

VI. 味覚（食事）を科学する　121

味の5つの基本	丸森 英史	122
離乳期は味覚のトレーニング期	丸森 英史	124
赤ちゃんは味覚から五感を育てていく	丸森 英史	126
美味しく感じると β エンドルフィンをだす	丸森 英史	128
食育の大切さ／食事はインプリンティング	丸森 英史	130
食事は人間ならではの文化	青木久仁子	132
食の安全と食材の価格	武内 博朗	134
ステーキとハンバーグ／アミノ酸の量が違う	武内 博朗	136
食物の温度	武内 博朗	138
野菜がからだに必要な理由	武内 博朗	140
唾液のはたらき	武内 博朗	142
アンチエイジング・ホルモンと唾液分泌量	武内 博朗	144
味の生化学	武内 博朗	146
歯科臨床栄養管理に役立つ食品の生化学／その1	武内 博朗	148
歯科臨床栄養管理に役立つ食品の生化学／その2	武内 博朗	150

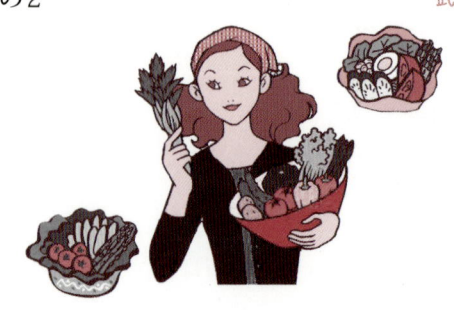

VII. 食育の実際／実践的指導例　153

歯が生えてきたらお母さんがブラッシング	鈴木　祐司	154
甘いものを控える本当の意味	鈴木　祐司	156
ブラッシングと甘いお菓子のバランス	鈴木　祐司	158
食事でむし歯予防ができるの？／保健所で話していること	鈴木　祐司	160
甘いおやつはお砂糖3本分まで	鈴木　和子	162
幼稚園での食事のカリキュラム	鈴木　和子	164
食べられるもん　みどりの野菜	鈴木　和子	166
小学校での食の学習	石原　寛巳	168
"食"によって子どもは変わる	石原　寛巳	170
児童はどのように変わったか	石原　寛巳	172
チームプレーで支えた食の学習	石原　寛巳	174
おやつはスティックシュガー3本分	神山ゆみ子	176
おやつのカロリー	神山ゆみ子	178
食生活のアンケートを基にした講演会	渡瀬　孝彦	180
高校生への歯と食生活の授業	鈴木　和子	182
口から食べられるリハビリの視点	黒岩　恭子	184
胃ろう患者に口から食べさせる	黒岩　恭子	186
知識を知恵に高めたい	丸森　英史	188
むし歯と歯周病は生活習慣病	丸森　英史	190
指導に近道なし	丸森　英史	192
よりどころは手ごたえ	丸森　英史	194
ある育児サークルの試みと唾液検査	今村　智之	196
"指導"と"カウンセリング"	水木さとみ	198
情報収集に基づく患者さんへのアプローチ	水木さとみ	200
高血糖・糖尿病・メタボリックシンドローム	菊地　泰介	202
高血糖と血管内皮機能障害、動脈硬化症	菊地　泰介	204
血糖コントロールとカーボカウントとは	武内　博朗	206
歯科診療所と健康管理士の指導連携	鈴木　大八	208
生活習慣指導の立ち上げ	小林　和子	210
Web検索の精度と効率アップのために	青木久仁子	212
食育関連情報サイトの紹介	青木久仁子	214

- I　食育のバックボーンにあるもの
- II　私たちの身近な問題としての"食"を考えよう
- III　味覚形成
- IV　甘いものの罠
- V　生活習慣の何が歯科の病と繋がるのか
- VI　味覚(食事)を科学する
- VII　食育の実際／実践的指導例

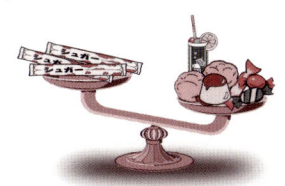

[編著者]

丸森　英史(まるもり　ひでふみ)
歯科医師　神奈川県開業

武内　博朗(たけうち　ひろあき)
歯科医師　神奈川県開業

[共同執筆者(五十音順)]

青木久仁子(あおき　くにこ)
武内歯科医院勤務

石原　寛巳(いしはら　ひろみ)
歯科医師　愛知県開業

今村　智之(いまむら　ともゆき)
歯科医師　今村歯科医院勤務

神山ゆみ子(かみやま　ゆみこ)
歯科医師　鈴木歯科医院勤務

菊地　泰介(きくち　たいすけ)
医学博士　高井内科クリニック勤務
日本内分泌学会専門医
日本糖尿病学会専門医

黒岩　恭子(くろいわ　きょうこ)
歯科医師　神奈川県開業

小林　和子(こばやし　かずこ)
健康管理士　神奈川県健康管理士会

鈴木　和子(すずき　かずこ)
管理栄養士　鈴木歯科医院勤務

鈴木　大八(すずき　だいはち)
健康管理士　神奈川県健康管理士会

鈴木　祐司(すずき　ゆうじ)
歯科医師　神奈川県開業

水木さとみ(みずき　さとみ)
医学博士　心理カウンセラー
歯科衛生士

渡瀬　孝彦(わたせ　たかひこ)
歯科医師　神奈川県開業

I

食育の
バックボーンに
あるもの

"世界"は何を食べているのか

世界の肥満人口は、飢餓人口を超えた

「世界の肥満人口は飢餓人口を超えた」とバリィ・ポプキン教授(ノースカロライナ大学栄養・経済学部)は、シドニーの国際農業経済学会で明らかにしました(2006.8.15)。世界のすべての人に必要な食糧は生産されているのに、貧困に根ざした不均等な配分が大きな原因です。肥満は先進国だけの問題ではなくなりました。開発途上国にも急速な割合で肥満人口が増えています。その大きな要因としてポプキン教授は加糖飲料の増加を指摘しています。生きるために食べる時代から、美味しさを求め食べる時代になりました。小銭があればいくらでも美味しいものが手に入る時代です。簡単に美味しさを味わえるのは甘味です。美味しさが演出され、一人に一つしかない大きさも決まっている胃袋へ、からだが必要とする以上に詰め込まれているのです。

国連食糧農業機関(FAO)は、2001～2003年の栄養不良人口を年平均8億5,400万人と推定しています。世界人口の約1/8にあたる人びとが食糧不足に喘いでいます。その18%が5歳未満の子どもたちです。一方で、13億人以上が体重過多の肥満です。グローバル化の負の一面です。誰でもどこでも安くて美味しいものが手に入り、ライフスタイルも変化し運動量が少なくなっているのが原因です。

むし歯予防が食を通して健康につながる

私たちを甘い魅力でひきつけ結局砂糖を摂り過ぎているのです。それは単に個人の嗜好の問題ではなく、グローバル化した経済や政治そして豊かになりたいと努力してきた私たちの生活観、生活習慣に深く根ざしています。歯科の視点で、加糖飲料の増加で思い浮かぶのはむし歯の問題です。先進国はフッ素でむし歯を抑制できたといわれています。しかしフッ素は、砂糖の食べ過ぎ

の害そのものを消したのではないというDr. Paula Moynihan(栄養と口腔保健に関するWHO協力センター長・英国)の指摘は重要です。砂糖との付き合い方がこれからの歯科の課題であるのです。

　むし歯もできず、それがからだの健康に結びつくためには、食のコントロールは避けて通れません。むしろむし歯予防がからだの健康に結びつく、そのような歯科からの食を通した保健指導が求められます。

　健康のためとは錦の御旗ですが、現実には政治や経済のしがらみで左右されています。われわれが口にする甘いものもこの現実と無縁ではありません。「美味しさ」に惑わされない知恵が必要なのです。

参考文献
The 26th Conference of the International Association of Agricultural Economists
食べ過ぎと飢餓の2極分化
Paula Maynihan:Nutrition Society Medal Lecture, The interrelationship between diet and oral health.Proceeding of the Nutrition Science. 2005;64:571-580.

丸森英史

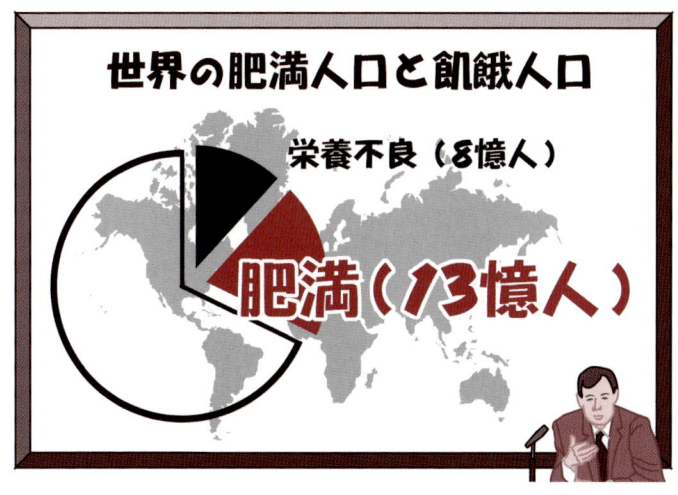

# 非感染性疾患が全世界で増えている
NCDs(心臓病、糖尿病、がんなど)

発展途上国で増える非感染性疾患

「病気はうつる」、私たちが何となく持っている病気への恐怖心です。非感染性疾患 (NCDs noncommunicable diseases;) とは、心臓血管疾患、糖尿病、脳卒中、がんなどを示しています。実際に病原体などが直接接触することで起こる感染症が今まで大きな問題でした。世界の死亡率の60%は感染症によるものですが、全世界で発生する疾患の47%がNCDsであるといわれています。とくに、発展途上国の若い世代でNCDsによる死亡率が66%と高い割合を占めています。アフリカでは「うつる」感染性疾患がまだ多いのですが、発展途上国では非感染性疾患が増えています。非感染性疾患のリスク因子のなかで、予防できることとして生活スタイル、とくに運動、食生活の改善がいわれており、集団・個人への勧告には以下の点が含まれています。

①エネルギーバランスと健康的な体重を維持すること。
②総脂肪からのエネルギー摂取を制限し、飽和脂肪から不飽和脂肪へと脂肪の摂取パターンをシフトさせるとともに、トランス脂肪酸の摂取をなくすこと。
③果実、野菜、豆類、穀類およびナッツ類の摂取を高めること。
④砂糖類 (free sugars) の摂取を制限すること。
⑤すべての食品源からの食塩 (ナトリウム) の摂取量を制限するとともに、食塩へのヨードの添加を確実に行うこと。
(2004年WHO「食生活・身体活動と健康に関する世界戦略／Global Strategy on Diet, Physical Activity and Health より)

歯周病を含む慢性疾患のリスクファクターは生活習慣

改善可能な生活習慣は、食習慣の改善です。生活習慣が病気の成り立ちと深く絡んでくるのが現代の病の特徴です。また生活の変化は、文明の進歩と絡んできます。人類が求めてきた、豊かで

安心できる社会が病を生んでいる可能性があるのです。生活のスタイルを振り返る必要があるのでしょう。

　感染性疾患として世界的危機を招いてるのがエイズウイルスや、鳥インフルエンザの脅威です。ともに背景にグローバリゼーション、人口増加、都市化、そして消費社会の拡大が指摘されています。1地域の変化は瞬く間に世界規模に広がります。病もそのなかの一部なのです。う蝕や歯周病はショ糖の取り過ぎや、喫煙、不十分な口腔衛生が影響を与えます。またNCDsは、口腔にも影響を与え、歯周病と双方向的に影響を与えることが最近の研究で明らかになってきました。つまりう蝕や、歯周病を含む慢性疾患は共通のリスクファクターの上に成り立っているのです。

丸森英史

I 食育のバックボーンにあるもの

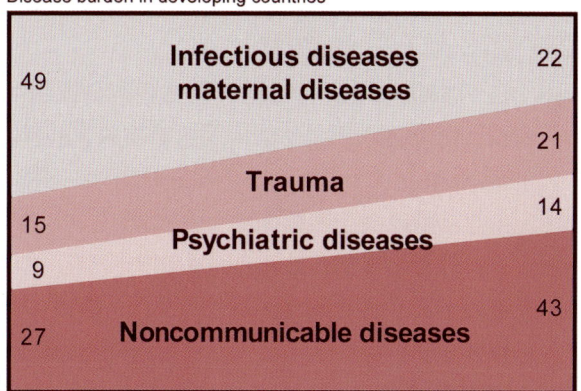

非感染性疾患の増加

DALY = Disability-adjusted life years (Source: WHO, *Evidence, Information and policy, 2000*)

子どもを肥満から守る
2005年6月25日のWHO国際シンポジウム神戸より

子どもの肥満対策が急務

　社会の歪みはまず弱者に現れます。食の歪みは子どもたちを最初に襲います。飢餓と肥満です。飢餓の根底にあるのは貧困です。世界人口の約1/8にあたる8億人の人が、食糧不足にさいなまれて暮らしています。十分なビタミンやミネラルを摂取できていない微量栄養素欠乏症の代表的な症状は、鉄分不足とそれに伴う貧血です。その一方でWHO（世界保健機関）とIDF（国際糖尿病連合）の報告によると、世界中で約2,200万人以上の幼児が過体重・肥満といわれており、そのうち半分以上は途上国に住む子どもたちです。その割合は増加傾向にあるといわれています。

　また学齢児童の10％は過体重・肥満であると報告されており、その傾向は年々深刻な状態になっています。さらに将来2型の糖尿病を起こすことが心配されており、早期の改善が必要とされています。いま小児肥満は全世界で注目されている問題です。効果的な早期発見・治療・改善方法が世界的に求められており、WHOをはじめとする多くの国際機関が小児肥満における予防対策について精力的に取り組んでいます。

肥満の背景にある社会要因

　この会議のなかで肥満の発生の社会要因として生活環境の変化、つまり運動や食生活の問題が指摘され、次のことがあげられています。
- 身体活動の機会の減少
- テレビなど「動かない」レクリエーションの増加
- 水のかわりに甘いソフトドリンクを摂取
- レストランやファーストフード店利用の増加

　運動量が減り、テレビをみながらスナック菓子やソフトドリンクを多量に摂り、ファーストフードを利用することが増えるなど、

生活背景の変化を指摘しています。根底には不健康な消費のグローバル化、メーカーや販売する側はマーケティングを通じ、消費促進するためのブランド化が行われ、国外投資さえも行われている現状が指摘されています。子どもたちの興味をひきつけるようなデザインで広告され、より多く買ってもらえるように安く、甘味、塩味、脂を使い癖になるような味つけが行われています。その結果、子どもたちは高カロリーのおやつに浸ってしまいます。

参考文献

http://www.who.or.jp/AHP/papersj.html

丸森英史

I 食育のバックボーンにあるもの

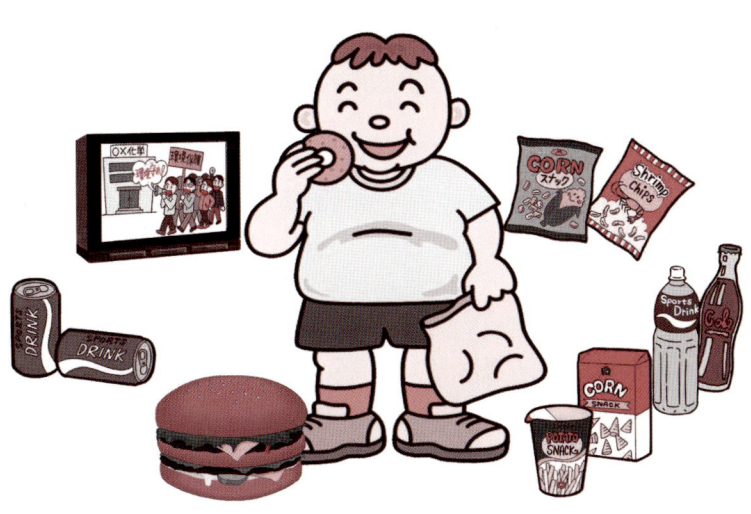

WHOの砂糖摂取量の勧告

砂糖の摂取限度は1日の摂取カロリーの10％以内

　いま病をグローバルな視点でみたときに、大きな問題になるのが肥満と2型糖尿病の蔓延です。非感染性疾患の広がりです。WHO（世界保健機構）は、その現状を打開するため、2003年に「食生活と栄養および慢性疾患予防について」のリポートを作成しました。そのなかで「砂糖の摂取限度を1日の摂取カロリーの10％以内」にするように提言しました。これに対し世界の砂糖協会や生産国が反対キャンペーンを繰り広げました。この10％以内とは全身の健康のためですが、むし歯の発生もかなり抑制できる摂取量です。健康のための食事を考えれば、むし歯にも必然的になりにくくなります。

　これをふまえてWHOは、世界口腔保健報告書を作製し、むし歯の最大のリスク因子である甘味飲料の摂取を減らした場合の効果を広く伝えることを提言しています。具体的な手段としては、砂糖の摂取を総エネルギー量の10％以下にすること、砂糖含有飲食物の消費は3回の食事を含め、1日に4回までに制限することを推奨しています。また、砂糖の摂取量が高い国に対しては、過剰な砂糖摂取を減らすための目標を決めることを推奨しています。国をあげて食べ過ぎをなくそうとしているのです。

　成人の平均的な1日の摂取カロリーは、男性約2,500kcal、女性約2,000kcalといわれています。これはあくまでも平均値で、仕事の中味や生活習慣、年齢、体型、体質によって500kcalぐらい前後します。平均として2,000kcalだとすれば、その10％の砂糖量は50gとなり、半分を3度の食事の調味量としてとるとすれば、嗜好品としての限度量は25gとなります。

　この量は、甘いものが大好きな人には『それしか駄目なの』、あまり食べない人には「そんなに食べていいの」と思わせる指針です。いまの多くの嗜好品が1パッケージ、または1缶、1ビン

にこれ以上の砂糖が含まれていることが多く、賢い食品選択と、食べるにしても全部食べきらないなど食べ方の知恵が必要になります。テレビなどの宣伝に乗せられて食べていると、健康を損ねるリスクが高くなります。ちょっと目を引き、安く、子どもたちの嗜好に狙いを定めたものは、周囲の大人たちが十分に気配りしてあげる必要があります。この関わりの繰り返しが、やがて自分で選び判断できる子どもたちを育てるのです。子どもにとっては、一生にわたる健康への基礎づくりです。

参考文献
Global Strategy on Diet, Physical Activity and Health. In May 2004

丸森英史

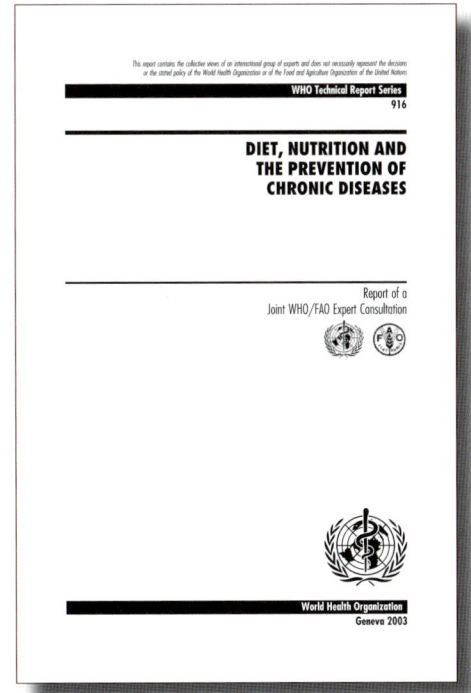

翻訳データは、http://www.8020zaidan.or.jp/databank/report.html を参照。

世界は動いている
心臓病学会の報告

米国心臓病学会の勧告

　米国心臓協会 (AHA) は、心血管疾患の予防を目的とした食事と生活習慣の勧告を改正し、『Circulation』迅速アクセス版に発表しました (2006年6月19日)。心血管リスクを低下させる最善の方法は、身体活動と心臓によい食習慣に併せて、体重コントロールとタバコ製品の回避です。新しい勧告では、食事による飽和脂肪酸・トランス脂肪酸の摂取量がさらに減量されるとともに、砂糖を添加した食物と飲物の摂取量が最小限に抑えられ、身体活動と体重管理が強調され、野菜、果物、全粒食品の豊富な摂取が推奨されています。

　この勧告は、2歳以上の健康な米国人を対象としており、食事と生活の方法の長期永続的な変化に焦点を合わせています。以前の勧告では、健康的な食事のパターンが強調されていましたが、新しい勧告では健康的な生活習慣パターンの重要性を盛り込むために改定されました。

米飲料協会の対応

　米国の飲料業界団体「米飲料協会」(ABA) は、2005年8月17日に子どもの肥満対策として、学校で販売する飲み物を自主的に制限する方針を発表しました。米国では太り過ぎの子どもが900万人いるとされ、公立学校から炭酸飲料やジャンクフードを締めだそうという動きが各地で起きています。2008年の新学期から全米の75％の学校で販売をやめ、翌年の夏休み後の新学期から全面停止するとしています。炭酸飲料などの販売を禁止し、ミネラルウォーターや果汁100％ジュース、低脂肪の乳飲料のみを許可する方針です。

　オーストラリア南東部のビクトリア州政府は、公立の小学、中学、高校にある売店や自販機でのジュースの販売を2008年中に

禁止することにしています。オーストラリアでは子どもの肥満の増加が社会問題化しており、ジュースはその一因とされているからです。販売だけでなく、持ち込みも認めない方針で、私立学校にも同調するよう呼びかけています。販売が禁止されるジュースは砂糖入りの炭酸系が中心で、砂糖ゼロや低カロリーの飲料は除外されるもようです。

　オーストラリアでは太り過ぎの子どもが急速に増え、20～25％が肥満状態にあるといわれています。州政府によると、食生活に問題があり、10代の子どもの3人に1人がジュースを毎日2缶、10人に1人は1L以上飲んでいるということです。日本も他人事ではありません。むし歯や歯周炎で歯科を訪れる子どもたちにも同じような背景があると考えるべきでしょう。

丸森英史

Ⅰ　食育のバックボーンにあるもの

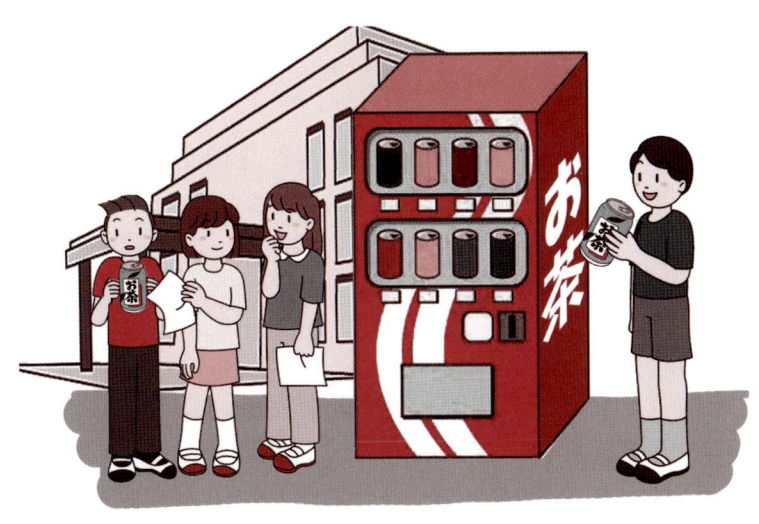

子どもたちの体型が「肥満」と「やせ」に
平成17年国民健康・栄養調査から

食生活による子どもの体型変化

　厚生労働省が発表した2005年国民健康・栄養調査で、子どもの肥満が増加する一方で、やせている子どもも増えている傾向があると報告されました。

　平均的な日本人の食事は、1960年頃は炭水化物が75％以上で、脂質は12％未満でした。1980年頃になると、日本の気候風土に適した米を中心に水産物、畜産物、野菜などのさまざまな食品から構成された栄養バランスに優れた「日本型食生活」が実現していたのです。栄養素の適正な配分は、エネルギー量の50～60％を炭水化物から、15～20％をタンパク質から、20～25％を脂質からとるのが適正とされています。しかし現在では、脂質の過剰摂取、野菜の摂取不足など栄養の偏りがみられるようになってきたといわれています。厚生労働省の2005年調査によると、脂質摂取のエネルギー比は28％を超えています。結果的に、体型が「普通」の子どもは12年前に比べ減り、「肥満」と「やせ気味」が増えています。

　子どもの体型および生活習慣について、報告書では、
①体型の状況を年次推移では、男女ともに「普通」の割合が減少傾向
②朝食を「子どもだけで食べる」と回答した割合は増加傾向
③夕食を19時以降に食べる子どもの割合が増加傾向
と指摘しています。

　子どもの生活サイクルが大人に合わせるように変化しています。「肥満」や「やせ」の原因は複合的で、簡単には絞り込めませんが、明らかに子どもたちの生活環境は変化しているのです。

　平成18年度体力・運動能力調査報告書によれば、6歳から19歳の青少年では、50メートル走、立ち幅とび、ソフトボール投げなどの基礎的な運動能力や握力は、1980年代以降に下がりは

じめ、90年代ごろとくに低下したことが示されています。ここ10年ほどは低下のスピードが緩やかになるか、低水準のまま推移しています。運動不足は肥満や2型糖尿病などの増加の原因になるのです。体力低下の背景として、全国に乗用車などの交通網が整備され、運動をしない生活習慣が定着したことが、とくに子どもに影響していると考えられています。日本を含め世界的に、子どもがテレビやテレビゲームに費やす時間が増え、自発的に運動する機会が減っています。それが糖尿病など生活習慣病の増加につながるのではと懸念されています。子どもたちを取り巻く環境は世界的に激変しているのです。むし歯の多い子どもたちにも共通する生活習慣がここにもみられるのです。問題が山積みですが、誰がどこで何をはじめたらいいのか考える必要がありそうです。

丸森英史

立ち幅とびの年次推移。

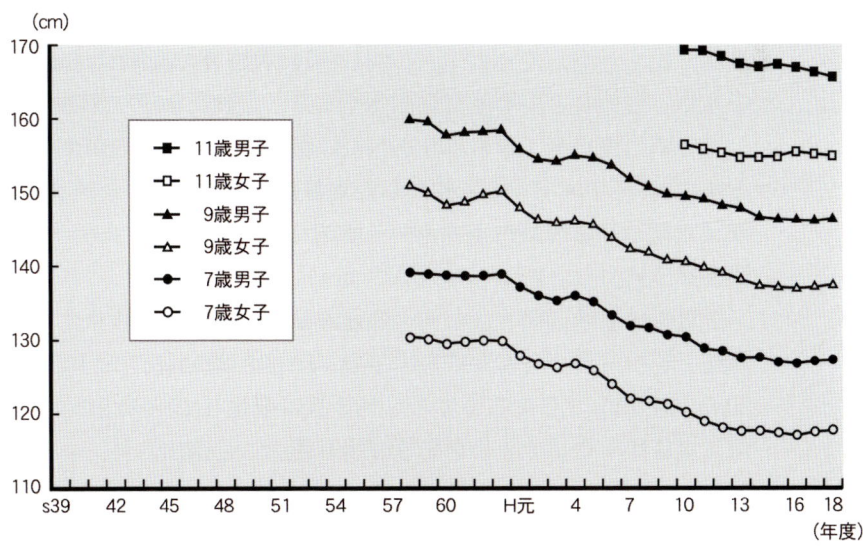

食の乱れが朝食に現れる
日本とアメリカの現状

健全な食生活はう蝕になりにくい

　　アメリカで行われた調査ですが、健全な食生活(朝食を毎日食べる。または1日に5種類以上の野菜・果物を摂取する)をしている幼児は、う蝕になりにくいことが報告されています。朝食を十分とることで、スナック菓子などの甘いものをとる機会が少なくなることが考えられています。平成17年国民健康・栄養調査では男女とも「毎日食べる」との回答は90%以上で横ばい状態です。でも朝食の孤食化が目立つようになってきています。夜更かしや、運動不足が影響を与えているようです。

　　富山で行われたコホート研究で中学3年生の食事調査が行われています。富山スタディは、1989年4月2日～1990年4月1日に富山県で出生した集団を対象に、社会環境や生活習慣と小児の健康について調査している多施設共同研究です。朝食の欠食や不規則な間食、運動不足・運動嫌い、夜更かし・睡眠不足が小児肥満と関連することを明らかにしてきました。糖質、米飯摂取量の観点から食事内容を検討すると、米飯の摂取量が多いとほかの食品群の摂取も増えています。しかし糖質が多い群では米飯摂取が少ないと砂糖などの単純糖質が多くなり、主食に菓子パンを選択している生徒が多く認められました。糖質や米飯の摂取が少ないときには、ダイエットを目的にした食事傾向がみられタンパク質、鉄、カルシウムの摂取不足もみられたと報告されています。「不健康なやせ」もこれからの問題のようです。

　　子どもの生活習慣とむし歯の関連を調べた研究があります(本間達、若松秀俊：日本健康科学学会、Health Science. vol.19 no.2 2003;127-135)。そのなかでむし歯が多い子どもほど食事が不規則になる傾向や、テレビを見る時間も長いことが示され、むし歯と食生活を含む生活に影響されることをみいだしています。

　　Marshall TAらは、過体重のリスクを持つ子どもたちにはむし

歯になりやすい傾向をみいだしています (Community Dent Oral Epidemiol. 2007 Dec;vol.35 no.6:449-58)。とくに貧困層では肥満とむし歯のリスクが共通していることがみられました。

　むし歯ができる生活習慣の背景が、むし歯だけではなく、多くの生活習慣病の共通因子になっている様子が伺い知れます。

　先進国でも子どもたちの多くは脂肪分、糖分、塩分およびカロリーを摂り過ぎており、それは将来の生活習慣病に結びつくのです。必要栄養素の少ない偏った食習慣になりやすいのです。むし歯予防に必要な食習慣は、むし歯だけにとどまらず生活習慣病予防にまで影響を持ってきます。このことは、幼児の親・養育者・政策決定者に対して、幼児の健全な食生活を促す歯科保健教育が必要なことを示しています。

参考文献
The relationship between healthful eating practices and dental caries in children aged 2- 5 years in the United States, 1988-1994.
JADA, Vol. 135, January 2004.

丸森英史

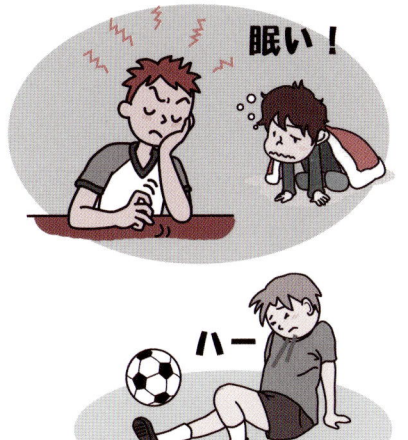
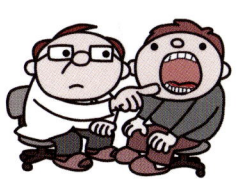
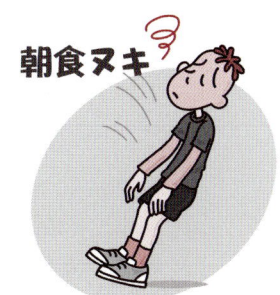

食育基本法が作られたわけ

心臓病を防ぐ食生活の改善

　子どもの生活習慣に対して、国が口をだすことは、かつてあまりなかったのです。最初のきっかけはアメリカでした。米国では心臓病が増大して、医療保険が増大し、医療費のために企業や国がおかしくなりはじめたのです。ニクソン大統領は、約1,000人の栄養・食生活関係者、あるいは保健・医療関係者を集めて報告書を作成しました。それをマクガバン上院議員がまとめたので「マクガバン報告」といわれています。

　「アメリカ人の心臓病を防ぐためには、食生活が大事だ。とくに油を減らして穀類を増やす、どっちかというと日本人のような食生活がいい」という報告書が議会に提出されました。その後、アメリカは1990年から「ヘルシーピープル2000」をスタートさせ、10年間の数値目標を掲げました。満遍なスローガンではなくて、きちっと数字の目標を掲げたのです。それを参考にしたのが「健康日本21」(2000年)です。2005年7月には食育基本法を施行し、2008年から食育推進基本計画により具体的な活動がはじまりました。そのなかで歯科に関しては「食生活を支える口腔機能の維持などについて指導を推進する」と書かれています。

バイオフィルムの性質と食事

　むし歯も歯周病もバイオフィルム感染症とされていますが、このバイオフィルムの性質に食事内容が深く絡んできます。むし歯は、砂糖からできるベタベタした糊(グルカン)からはじまります。いろいろな糖を口のなかの細菌は分解しますが、むし歯菌といわれるストレプトコッカスミュータンスは、水に溶けないグルカンを砂糖から作り、歯の表面に付着します。そのなかで酸を溜め込み歯を溶かすのです。このグルカンは、唾液の作用をブロックして、酸をなかに溜め込み歯に対するダメージを蓄積させ、む

し歯をつくります。他の糖では、水に溶ける糊ができるため唾液で洗い流され、歯に対する被害が少ないのです。この酸は唾液の作用で薄められますし、初期のむし歯は唾液からのミネラルが歯に補充され修復作用が行われています。このように唾液は歯を守る大切なはたらきをしています。歯周病や歯肉炎を起こす細菌もこのベタベタした糊の上に後から付着してくるのです。このバイオフィルムを増やすはたらきをするのが食べ物のショ糖です。バイオフィルムを増やさないことが歯科治療の基本であり、そのためのブラッシングなのです。

　疾病は一般に、社会的、経済的、政治的な環境が複雑に関連しており、これらを視野に入れて健康づくりを推進する必要があると指摘されています。食べることを中心として、これを健康問題、教育問題、農業問題、環境問題、あるいは人の価値観の問題、人生観の問題にまで膨らませて、国をあげて改善を目指しているのです。

丸森英史

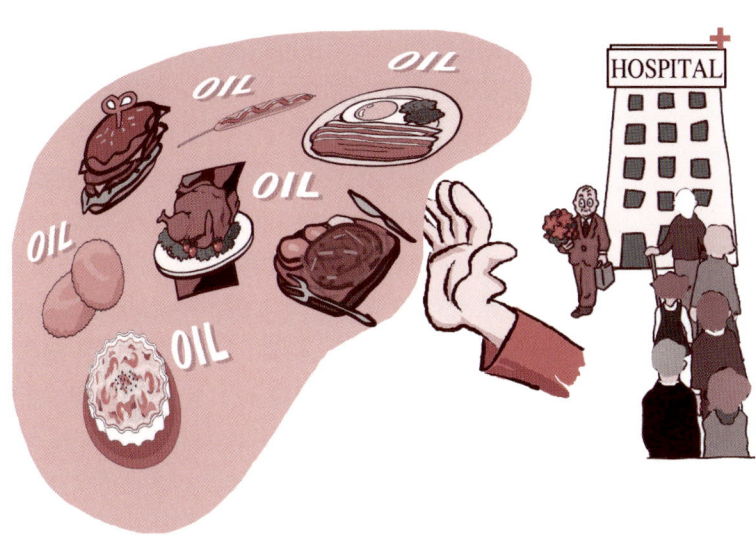

メタボリックシンドロームって何

内臓脂肪の蓄積を基盤にした生活習慣病

　一時は理想的として紹介された日本の食事も、現在は高脂質化が進んでおり、平成13年度の国民栄養調査での脂質エネルギー比(エネルギー摂取量に占める脂質からのエネルギー割合)は、適正比率とされる25％を上回っています。単糖類も多糖類に比べて消化吸収が速く、肥満増加の一因として指摘されています。しかも清涼飲料水などに含まれる糖質は、ブドウ糖や果糖といった単糖類が占める割合が多いのです。また日本人は、インスリン分泌能力が欧米人に比べ弱く、内臓脂肪型の肥満になりやすく、内臓脂肪組織は多くの生活習慣病の原因となり、歯周病との関連性も指摘されています。内臓脂肪型肥満によって、さまざまな病気が引き起こされやすくなった状態を「メタボリックシンドローム」といい、日本における診断基準が2005年の第102回日本内科学会で発表されました。

　メタボリックシンドローム診断基準作成の背景には、わが国における少子高齢化と欧米型生活習慣の浸透が指摘されています。内臓脂肪蓄積を基盤とした生活習慣病は、マルチプルリスクファクター(糖尿病、高脂血症などが一個人に複数併存)としての病態を示し、心筋梗塞や脳梗塞などの動脈硬化性疾患の発症要因となるのです。診断基準では、必須項目となる内臓脂肪蓄積(内臓脂肪面積100cm²以上)のマーカーとしてウエスト周径が男性で85cm、女性で90cm以上を「要注意」としています。そのなかで、①血清脂質異常(トリグリセリド値150mg/dL以上、またはHDLコレステロール値40mg/dL未満)、②血圧高値(最高血圧130mmHg以上、また最低血圧85mmHg以上)、③高血糖(空腹時血糖値110mg/dL以上)の3項目のうち2つ以上にあてはまると、メタボリックシンドロームと診断されます。メタボリックシンドロームという概念を確立することで、内臓脂肪を減少させる意義が明

確になるという意味があります。血糖や血圧が少し高いだけと安心していた患者に対しても、食事の改善や運動をすすめ、効果的な予防対策を浸透させようとしています。

食の入口を担う歯科の役割

　　内臓脂肪を溜めやすい食事は、高脂肪食、高ショ糖食、高カロリー食、低繊維食(緑黄色野菜の不足)、そして食べ過ぎです。また濃い味つけは塩分を摂りすぎ、食欲をそそり、食べ過ぎに繋がります。バランスのよい食事と腹八分目、運動がメタボリックシンドロームを防ぐ方法です。食の入口を担う歯科にも大きな役割があります。

　　歯周病と動脈硬化症が絡んでいる可能性が指摘されていますので、食事指導が口腔から全身への広がりが期待されています。内臓脂肪から分泌されるサイトカインも歯周病と関連するといわれ、メタボリックシンドロームと口腔の健康は深い関係があります。

丸森英史

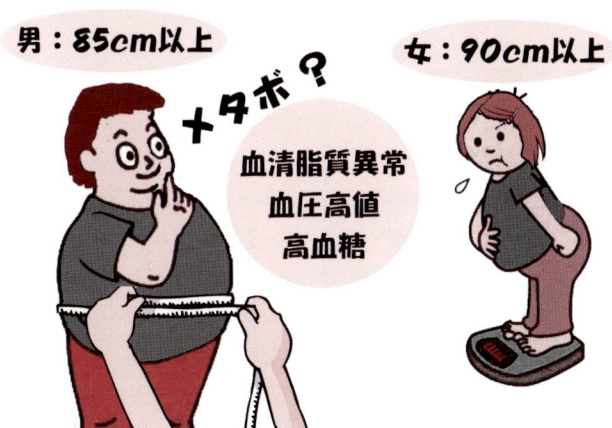

心臓病、高血圧が増えている

食生活の改善と適正な運動で予防できる

　脂肪細胞は、エネルギーを蓄え必要に応じて全身にエネルギーを供給する大事な組織です。とかく悪者扱いされる組織ですが、人類が生き残り進化するためにも必要な組織でした。近年、ただエネルギーを溜め込むだけの組織ではないことがわかってきました。脂肪組織は、生体における最大の"内分泌臓器"ともいわれ、アディポカインと呼ばれる分泌タンパク質を作ります。善玉と悪玉があるのですが、代表的なものは、①食欲を抑制するレプチン、②抗動脈硬化作用のあるアディポネクチン、③血栓ができやすくなるPAI-1、④インスリン抵抗性や炎症を起こしやすくするTNF-α、などからだの恒常性に関わります。そのバランスの破綻がメタボリックシンドロームを起こし、血管や心臓に病を重ねていきます。

　平成17年度(2005年)の国民健康・栄養調査によれば、エネルギー摂取量の平均値は、男女ともに漸減傾向にあり、平均値では第二次世界大戦直後と同じ程度といわれています。当時と変わっているのは、運動量が激減していること、まとめ食いをした

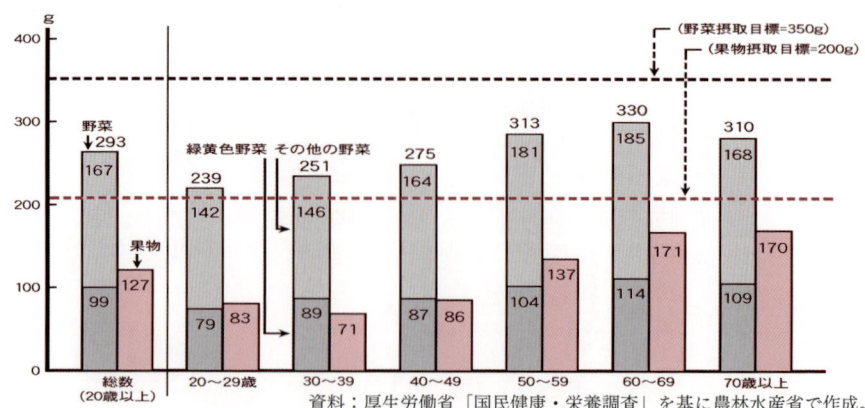

図1　野菜および果物類の摂取量(2005年)。

りの不規則な食事のサイクルが目立つといわれています。

脂肪からのエネルギー摂取割合が3割以上の者が2割を超えている一方で、野菜や果物の摂取量はどの年齢層でも摂取目標量を下回り、とくに若年層での不足が目立ちます（図1）。

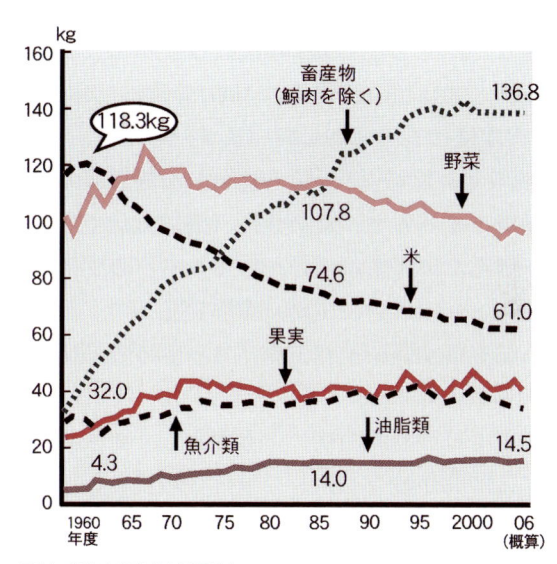

資料：農林水産省「食料需給表」
注：1）国民1人1年あたりの消費量は、国民1人1年あたりの供給純食料とした
　　2）グラフ中の数値は、米、畜産物、油脂類の1960年度、1985年度、2006年度の数値である。

図2　国民1人あたりの品目別消費量。

品目別の食料消費量の変化でみると、米の消費量は1960年代のピークから2006年度には半減しています。その一方で、畜産物と油脂類の消費量が大きく増加し、1960年度に比べて、それぞれほぼ4倍にまで増加しています（図2）。

脂肪細胞を大きくし数を増やす食生活がみられます。

重要なのはエネルギーの収支です。脂質も糖質も過剰な状態になってエネルギー摂取量が増え、支出である「運動」が不足すれば、あまった栄養素は消費できず、すべての生活習慣病の源である肥満につながるのです。しかし食生活の改善と適切な運動で予防は可能なのです。

丸森英史

過食の実態
何が多いのか、どうしてそのような生活になったのか

生活の変化

　食料消費量を品目別の変化でみますと、米の消費量は1962年度をピークとして2006年度には半減しています。その一方で、畜産物と油脂類の消費量は1960年度に比べますと、それぞれ4.3倍、3.4倍にまで増加しています。

　1975年以降の30年間の食料の消費形態の変化を、総務省「家計調査」でみると、食料全体（調理食品や外食を含む）の支出が伸び悩んでいます。その一方で外食への支出は、横ばいないし減少傾向となっていますが、調理食品への支出は近年も緩やかに増加しています。スーパーやデパートの食品売場の賑わいもうなずけるところです。

　また1日の時間の使い方も変化してきました。仕事や家事に従事する時間が減少し、レジャー・教養といった自由時間が増加しています。生活をエンジョイすることが増えたのでしょうか。共働き世帯や単身世帯の増加といった世帯構造の変化もみられました。これから少子高齢化が進み、生活の変化が予想されますが、それが食料の消費形態にどのように影響するのか気になるところです。家のなかでの生活よりも外での生活を楽しむ姿も浮かんできます。

日本の食の現状

　1985年ごろからの食の外部化の進展にともない、食料品の輸入が増加しています。農林水産省の資料によると、生鮮食料品を含めた食料品などの輸入額は、2005年には5兆5000億円と、国内の農業・漁業生産額の半分に相当する額が輸入されるまでになっていることから、食品の自給率を上げるため新たな戦略が必要とされているようです。

　とくに2006年度の食料自給率（供給熱量ベース）は39％と9

年ぶりに低下したことから、取り組みを強化することを狙っているようです。具体的には、食料自給率の向上に向けて食料自給率に大きく影響すると考えられる米、飼料作物、油脂類、野菜の4つの重点品目に着目し、①自給率に関する戦略的広報の実施、②食育の推進、③米の消費拡大、④油脂類の過剰摂取の抑制など、⑤飼料自給率の向上、⑥野菜生産拡大の6つを集中重点項目と位置づけ、生産・消費の両面から国民運動として取り組みを強化するとされています（平成19年度食料・農業・農村の動向、農林水産省）。それらの裏返しが現在の日本の食の現状なのでしょう。

厚生労働省「国民健康・栄養調査」（2005年）によれば、食習慣を改善したいという国民は5割程度で、その半数が「食品を選んだり、食事のバランスを整えるのに困らない知識や技術」を身につけたいと考えていると報告されています。食育の推進が、米などの"日本製品"の需要拡大を狙っているようですが、本来の健康に結びつくような成果を期待したいところです。　　丸森英史

食料関係支出の推移（1975年＝100）

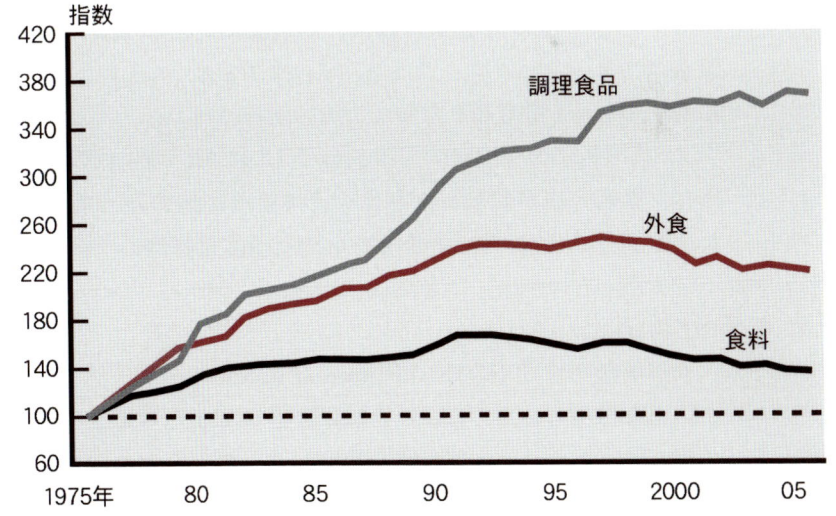

資料：総務省「家計調査」
注：調理食品には、弁当、おにぎり、調理パン、そう菜のほか、冷凍調理食品（冷凍コロッケなど）、レトルト食品などが含まれる。

子どもに肥満と2型糖尿病が増えている
世界のゆがみは子どもに現れる

子どもの肥満の現状

　子どもの糖尿病がいま、世界的に注目されています。小児期に起きることが多い1型糖尿病だけでなく、食事や運動など生活習慣とのかかわりが深い2型糖尿病が増えているからです。

　東京女子医科大学糖尿病センターの内潟安子先生は、「平成14年度も15年度も小児慢性特定疾患治療研究事業で収集した18歳未満発症患者数でみると、1型が約70%、2型が約20%ですが、本学糖尿病センターの20歳未満発症の糖尿病患者数をみてみますと、1型と2型はほぼ1：1です」と報告されています。

　東京都の学校検尿で2型糖尿病が見つかった232人を調べたところ、うち84%は肥満度20%以上の肥満児で、とくに49%は肥満度40%以上の高度肥満児でした(東京都予防医学協会年報、2005年版、第34号．31．浦上達彦．日本大学医学部講師)。

　平成17年度の「学校保健統計調査」では、肥満傾向児の出現率は、9～17歳の男子では10%を超えており、15歳が13.5%と最も高くなっています。11～17歳の女子では9%を超えており、15歳で9.9%と最も高くなっています。

　12歳の男子の肥満傾向児の割合は12.4%で、親世代の6.6%と比べ、算定方法が変わったとはいえおよそ2倍に増えています。女子の割合は9.7%で、親世代の6.7%の1.5倍に増えています。

子どもの肥満防止対策

　米国医学研究所(IOM：Institute of Medicine)は、子どもの肥満防止を目指し2004年から2年間実施してきたさまざまなプログラムの成果について報告書を発表しました。それによると、今後10年で子どもの5人に1人が肥満児になる可能性を指摘しています。菓子や飲料水などの食品のコマーシャルが子どもの肥満を誘発している可能性が高いと伝えています。

子ども向け食品の米国での2004年の広告費は110億ドル（約1兆3,000億円）で、うちテレビCMが50億ドル(約6,000億円)に達しています。IOMは食品業界に自主規制を求めると同時に、政府に指導を求めています。

　英国栄養士会(British Dietetic Association)は、13〜19歳の子ども3,114名を対象に実施した調査で、英国の子どもは、テレビ、パソコン、携帯ゲーム機、インターネット、DVDなどの視聴に、平均して毎日約4.8時間を費やしていると報告をしています。約7割の子どもが運動不足であり、子どもの生活習慣は、テレビやゲームなどのメディアの影響を受け、悪化していることを報告しています。英国では、この10年間に過体重(BMIが25以上、30未満)および肥満(BMIが30以上)の子どもの割合がほぼ倍増し、肥満や2型糖尿病などの増加の要因になっているのです。世界的に子どもたちの生活は、ゆがめられているようです。　丸森英史

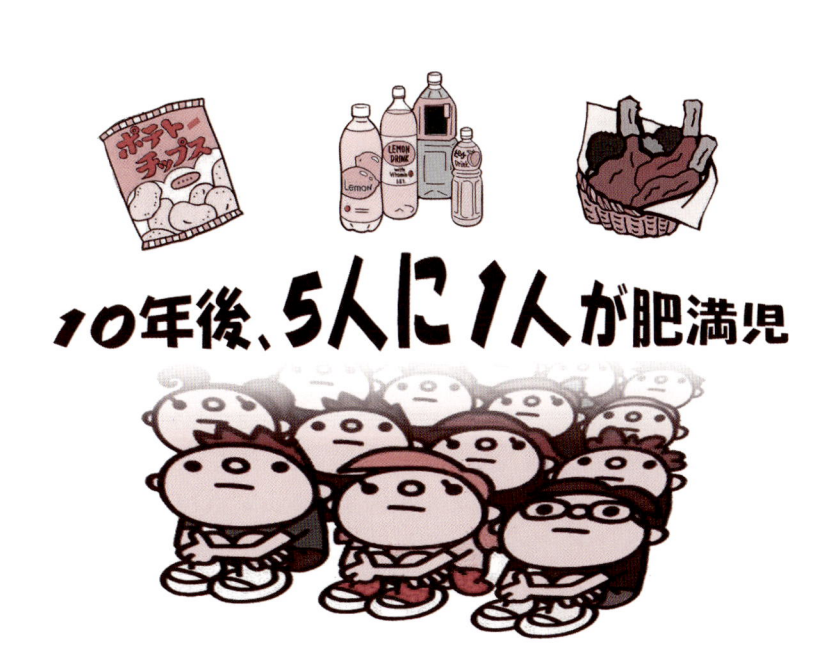

こんなに怖い食べ過ぎの害
血管壁が痛めつけられる

摂り過ぎた栄養が病に結びつく

　過剰にとられた栄養は、中性脂肪として脂肪細胞に蓄えられ肥満につながります。この肥満にともなう脂肪細胞からはさまざまな活性物質がだされ、高血圧、高脂血症、最終到達地として動脈硬化症にいき着きます。動脈硬化は、脂肪の多い堆積物(プラークと呼ばれます)が動脈壁に溜まり、周辺に炎症を起こします。血管の老化が早まるとも表現されています。その動脈壁周囲に慢性炎症を起こすのです。歯周病と似たような病態が起きているのです。そのプラークによって、そのまま動脈が詰まるのではなく、プラークが破壊し、血栓を作ることで心臓発作や、脳梗塞につながることが多いと考えられています。その過程で歯周病原菌や歯周局所で作られる炎症生産物が動脈硬化の進展に絡んでいる可能性も指摘されています。

　脂肪細胞から分泌されるタンパクには悪さをするものだけではなく、アディポネクチンと呼ばれる善玉があります。健康な人では、血中に高濃度で流れており、血管壁に障害が起きると、それを修復するはたらきをしています。この血管壁の障害はかなり頻繁に起きているといわれています。血圧が高いと物理的なストレスで起こしますし、糖質異常や酸化LDLは強く内膜を障害し、タバコも同じ悪さをすると報告されています。しかし内臓脂肪が増えると、アディポネクチンが減ってしまいます。火消し役がいなくなるので、動脈硬化が進展するのです。

　近年、マウスの実験ですが、高血糖が高いまま続くよりも、繰り返し血糖を変動させる方が内膜を障害し、動脈硬化を発症させ進展させやすいことが報告されています。摂り過ぎた栄養が血管を傷つけ、死に至る病に結びつく姿が浮かんできます。糖尿病になれば、慢性的な高血糖により全身の血管が障害され、網膜症や腎症が発症して、失明や透析にまでなることがあります。糖尿病

患者の多くの方が心筋梗塞や脳卒中などの「血管合併症」で亡くなるといわれています。

　糖尿病の合併症の原因にAGEがあげられています。ブドウ糖が体内のタンパク質と結合して作られます。その量が多いほど血管が侵襲を受けることになります。HbA1cは赤血球のHb(ヘモグロビン)タンパク質にブドウ糖が結合した反応物質であり、HbA1cは1か月から2か月前の平均血糖記録です。糖尿病の検査値としてよく使われますが、赤血球の寿命は120日と短いので、4か月前の高血糖の影響は消されてしまいます。しかし体内の他のタンパク質は高血糖の程度や持続時間に比例してAGEとなり、血管を障害します。

　さらに腎臓などに沈着し、活性酸素を作り合併症の原因となります。これが「血糖の記録」と呼ばれるもので、高血糖が改善された後も昔の高血糖の影響が続くといわれています。糖尿病患者の歯肉には、このAGEが豊富にみられることが報告されています。

　最近は高脂血症そのものが、歯周病進行のリスクになるので、脂肪を減らすことが勧められています（Anthony M. Iacopino：Ann Periodontol. 2001;6:1.）。食生活習慣に絡む医科と歯科の連携がますます必要になってくるようです。　　　　　　　　丸森英史

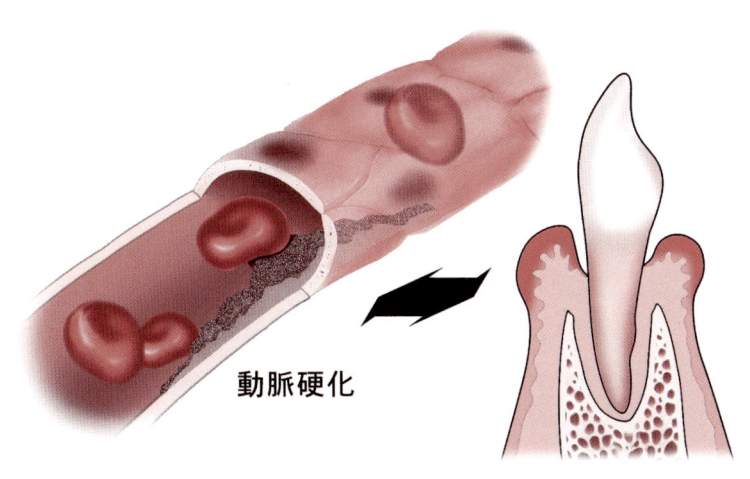

動脈硬化

ペリオ

歯科医師会も食育推進宣言
食の入口である歯科の重要性

食生活の改善が健康につながる

　急激な社会の変動は食生活に深く静かに影響を及ぼしています。食事内容や食生活のサイクルが健康に大きな影響を与えることが多方面から指摘されています。政府も食育推進を政策の一つの柱として重要視しています。医療においても肥満や2型糖尿病の世界的な蔓延を改善することが急務とされ、メタボリックシンドロームとしての概念も示され、生活習慣の改善が重要視されてきました。

　歯周病やう蝕は関連する細菌が特定され、それを如何にコントロールするかが治療の主体になってきました。多くの病気は遺伝子的なレベルで解析が進み、外的な侵襲に対してどのように反応するかという体質も、遺伝子的な次元で語られるようになってきました。そこで改めて強調されることは、体質だけで発病するのではなく、後天的な環境、生活習慣、食事などと深く絡んでいる点です。歯科においてもペリオドンタルメディスンとして全身的な健康状態と歯周病との相関が精力的に研究され、双方向に関連するデータが報告されています。

　食生活の持つ影響はう蝕の発生はもとより、歯周病治療における効果を左右する大きな因子となります。しかも私たちが診療室で目にする病態になるまでには、生活習慣が大きく関わっているのです。食生活はう蝕や歯周病の発症にも深く関わり、その改善は治療効果を確かなものにするために重要なものと考えます。

　病理的な歯周組織の反応だけでなく、プラークが溜まりやすい原因は、生活のなかに潜んでいます。溜まったプラークにだけ注目するのではなく、その背景にある生活や、食習慣にも注意を向ける必要があるのです。食事の好みや、飲食の頻度や内容などを聞くなかで、そのような食習慣になりやすい生活環境を浮かびあがらせることが必要です。ブラッシングの程度も含めて、生活習

慣のなかでの問題をみつけていく必要があるのです

　甘いものは上手に食べればよいのですが、ついつい食べ過ぎてしまうのが「甘いものの誘惑」です。何をどの程度にすることが上手に食べることなのでしょうか。近年、メタボリックシンドロームが医療界で話題になっていますが、その多くの研究が食べ過ぎで末梢の循環障害が起きることを報告しています。歯周病もその意味で同じような病態が起きているかは、これからの研究待ちですが、肥満や糖尿病が歯周病に絡んでいることは多く報告されています。

　現在、歯科治療の成果を口腔内に長く維持させるためには，食生活指導はこれからなくてはならない分野と思われます。歯科も食育の一翼を担うことが大切です。　　　　　　　　　　丸森英史

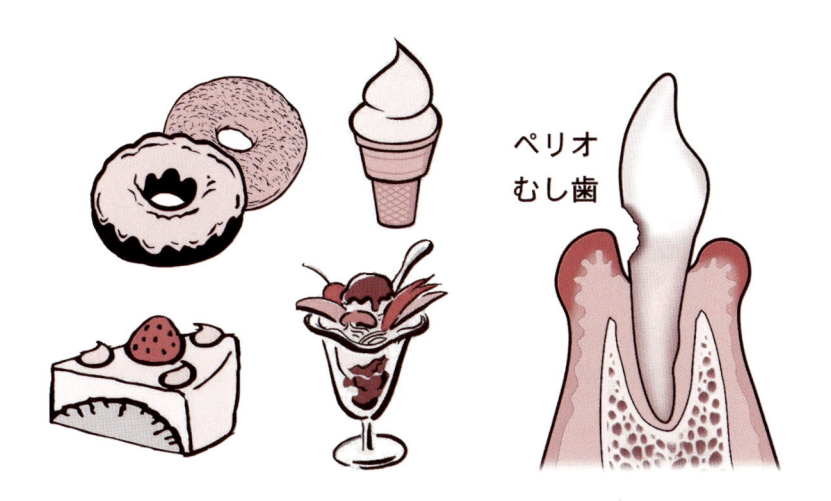

Ⅰ　食育のバックボーンにあるもの

忍び寄る砂糖の影響
最近の研究より

歯垢を溜めない日々のブラッシング

　むし歯のはじまりは、水に溶けないグルカンを砂糖から作るところからはじまります。いろいろな糖を口のなかの細菌は分解しますが、むし歯菌といわれるストレプトコッカスミュータンスは砂糖からだけ、不溶性のグルカンを作り歯の表面に付着します。そのなかで酸を溜め込み歯を溶かすのです。このグルカンの上に歯肉炎や歯周病を起こす細菌が次々に付着するのです。大人の歯周病や歯肉炎を起こす細菌には溜まる順番があります。時間が経てば厚みも増え、取るには苦労します。歯垢を溜めない日々のブラッシングが大切なのは、このためです。すなわち口のなかのトラブルのはじまりは砂糖の摂り過ぎなのです。

肥満人口の増大

　食べ過ぎは、ほとんど脂と砂糖のとり過ぎに繋がります。肥満や糖尿病と歯周病は、相互に影響を与えていることは疫学的に多くの証拠が示されていますが、からだのなかでどのようなメカニズムで相互作用をしているのかという研究は精力的に行われて、次第に成果が上がってきています。

　一方で食べ過ぎの現状は、ノースカロライナ大学栄養疫学のBarry M. Popkin 教授による報告があります。米国、メキシコ、エジプトおよび南アフリカ (黒人女性) では、既に総人口の 60％以上が過剰体重または肥満の範疇に含まれるという状態で、このグループが年率 0.5 ～ 1.5％ という驚くべき速度で増大していると報告しています。

　エネルギーバランスの崩れを招いた最大の理由は、エネルギー密度が高い食品、糖分の高い食品を主体とする食生活が浸透する一方で、繊維質含有率が高い伝統的食品がさまざまな加工食品にとってかわったことにあると指摘しています。食品流通のグロー

I 食育のバックボーンにあるもの

バル化を背景とした食品価格の低落、スーパーマーケットの広がりによる食品へのアクセス拡大・都市化進行・大手食品による世界規模での販促宣伝活動などが、この傾向を助長しています。世界の食事情は各国各様ですが、脂肪・動物性食品および栄養価に乏しい甘味料摂取量が飛躍的に増大した一方で、高繊維食品の代表である全形果実野菜と全粒穀物摂取量が著しく低下したという明瞭な食傾向は、ほぼすべての国にあてはまります。

　甘味飲料により、1977年から2006年にかけて平均的なアメリカ人は1日に137kcalが増え、1年間飲み続けると、体重が6.4kg増える計算になります。現代メキシコ人は飲み物から毎日350kcalを摂り、いまや肥満人口の割合は途上国でも米国のような豊かな国でもほとんど変わらない傾向になっています。しかも、栄養不足から栄養過多への移行は100年足らずで起こっています。その最大の原因は、テレビや乗り物の普及などによって、身体を動かすことの少ない暮らしへと変化したことと、カロリーの高い甘味料や 植物油、動物性食品(肉類、魚、卵、乳製品)が安価に手に入るようになったことを指摘しています。世界中がこの傾向のなかにいるのです。

参考文献
Effects of Soft Drink Consumption on Nutrition and Health: A Systematic Review and Meta-Analysis, April 2007, Vol 97, No. 4 | American Journal of Public Health

丸森英史

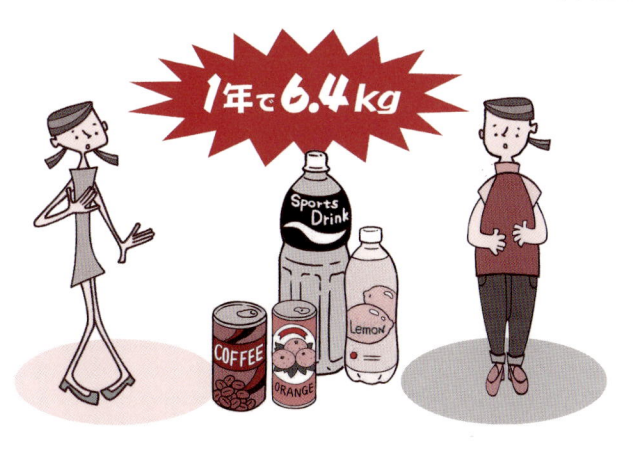

私たちの身近な問題としての"食"を考えよう

II

食育ってなあに
食べることの楽しさと大切さ

味覚は本来、生存のための判断基準だ

　食の何が大切なのでしょうか。何が整っていると健康に結びつくのでしょうか。情報が満ちあふれた現代で、自分にとって大切な食を選択し、実際に健康を維持することは難しいものです。

　昔から、動物は病気になったら自分で治すという話は知られており、あたかも植物を薬のように選んで食べている様子が『動物たちの自然健康法／野生の知恵に学ぶ』(紀伊国屋書店、2003)に紹介されています。身近な犬や猫が草を食べ、チンパンジーや象などの多くの野生動物は体調に合わせて植物や土、岩などを食べています。長い進化の過程で自然淘汰をへて得てきた自助能力が人間にもあったはずです。動物たちは、栄養摂取と薬を区別して食べているわけではないでしょう。からだが必要なものを摂り入れているだけです。

　私たち人間は、からだの要求に耳を傾けることをいつしか放棄し、楽しむために食べるようになり、現代ではストレスの解消のために食べています。本来、食は生存のための機能であり、味覚はそのための判断基準でしたが、いつしか快適さの基準となりました。それで「脳」で食べるという表現まででてきたのです。「脳の判断」は自分でしているのではなく、情報に踊らされているのです。文明を生んだ脳ですが、逆に文明に踊らされることもあります。からだによいという情報や、これさえ食べていれば健康になるという情報に踊らされます。しかし、いまさら野生の感性を取り戻すことはできません。動物に学ぶとすれば、からだによい食物を選択する知恵を磨くしかありません。文明が発達したおかげで長寿な社会になったことは事実です。長寿の質をよくするためには、いま食を見つめ直す必要があります。味覚の復活です。そのための感覚を育てることが食育なのです。

美食に走らせる脳

　ヒトの進化の原動力は栄養摂取の向上であり、それにより脳は進化しました。栄養の要求度が最も高いのも脳です。栄養の要求度をコントロールする味覚も脳が支配します。美味しさで幸せを感じさせ、栄養の摂取効率を上げ、結果的に社会の進歩を後押しました。それがからだの健康を蝕むことになるとは想定外だったのです。脳はヒトを美食に走らせる矛盾も起こします。既に食は栄養摂取からその意味合いを広げているのです。

　食事はコミュニケーションの大事な場です。言葉を獲得した人間は語りながら食を楽しむのです。そのコミュニケーションを形作る人間関係は激変しています。社会は十年一昔です。しかし生物としての人間は、相変わらずの仕組みを維持しています。この保守的な人体が社会の変化についていけず悲鳴を上げています。いま一度、からだに聞く必要がありそうです。

　　　　　　　　　　　　　　　　　　　　　　　　　丸森英史

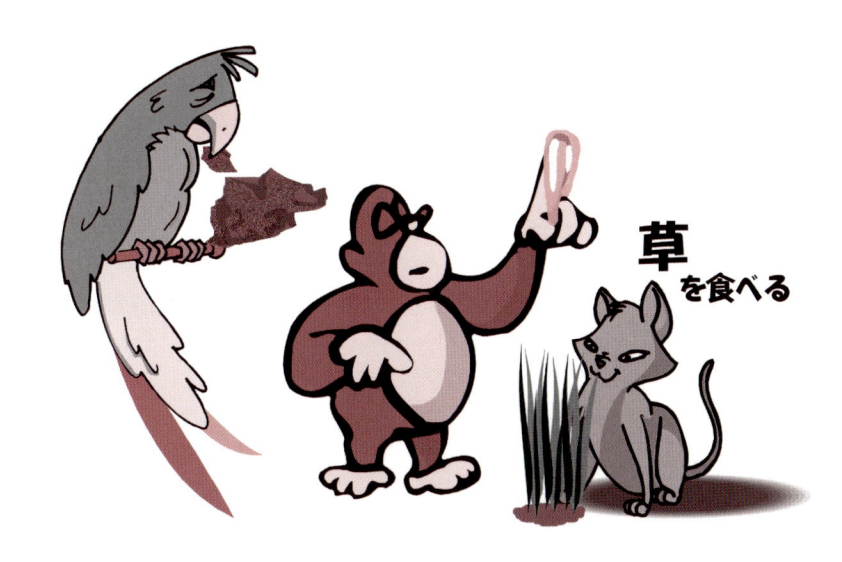

Ⅱ　私たちの身近な問題としての"食"を考えよう

草を食べる

現在の食を振り返る

食はファッション

　「からだにいいから食べなさい」は親が子どもに使う定番の一言です。戦後の日本人のコンプレックスは西洋人との体格的な見劣りを克服するところから出発しました。アメリカのテレビドラマから垣間みる西洋の文化に漠然とした憧れを持ちました。それがチョコレートや、コーラ、ハンバーグなどの食文化への憧れにつながりました。ご飯からパンへ、乳製品や肉食への憧れです。憧れると美味しく感じるから不思議です。美味しさほどいい加減なものありません。からだによいという情報は、偏っていることが多いのです。もっと買わせよう、もっと食べさせよう、という意図がみえ隠れするからです。私たちの生活は、その思惑のなかに組み込まれています。いま一度、『美味しい』という自分の味覚を鍛え直さなくてはいけない時代なのでしょう。

　時代を代表するシェフは「嗜好はファッション」と断言します。味の好みは時代を映しだします。経済の歩みと深く関わり、周期があり、まさにブームそのものです。いくら仕掛けてもブームにならないものはいくらでもあり、時代のニーズを読むことが必要といわれます。言葉を替えれば「味覚は社会的に規定される」といえそうです。私たちはもう動物の野性的な味覚センサーを持つことはできないし、それを頼りにすることもできません。しかし社会的な合意ができれば、偏った味覚からの食の軌道修正は意外と簡単かもしれません。踊らされた味覚で、健康がどうなったのか、それを考え直す時代なのでしょう。振り子が振り切れて、もう一度見つめ直すときなのです。

食を考え選択することが大切

　一昔前は、何世代もかけて伝承されてきた安全で病気をしない食事を、飢えと戦いながら維持してきました。死は、感染症や事故、

食べられないための栄養不良からきました。食べられるものを食べるのが食事だったのです。食物が身近にあふれ、選択肢が増えるにつれ、食べなくてもよいものを食べさせられるようになってきました。それにつれ食べることで病を得るようになってきました。今までにない時代です。新たな規範として味覚を作ることが求められています。

　健康は栄養だけでは得られません。適度な運動とストレスを溜めないことと、健全な精神活動とは無縁ではありません。ヒトは、自ら考え選択しながら生きる道を探さなくてはいけません。内なる味覚センサーを鍛えながら、生き方を探るなかで食の新たな姿が浮かび上がってくるでしょう。　　　　　　　　　　丸森英史

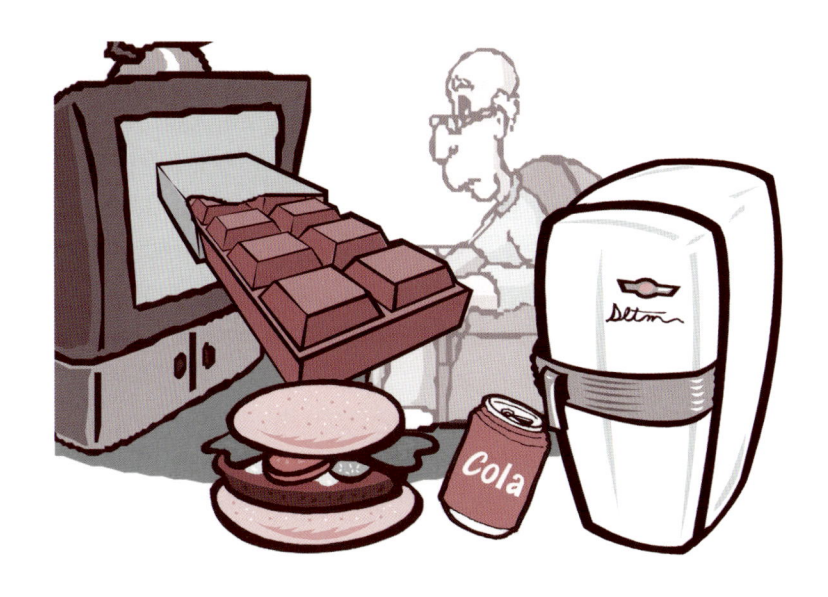

Ⅱ　私たちの身近な問題としての"食"を考えよう

美味しい脂肪ばかり食べていると……
血管の内皮細胞を傷つけ心疾患や脳卒中を起こす

アイスクリームや霜降りの牛肉が過食にする

　マヨネーズに病みつきになったヒトを俗にマヨラーというのだそうです。何にでもかけます。ついにはマヨネーズだけ食べるといいます。油が70％、卵が15％、残りは酢や調味料で、美味しさを強調します。卵黄が油を取り囲み、酢の酸味がさっぱり感を演出します。大トロのにぎりと同じ仕組みです。しかし日本人はもともと脂っこいものは好まなかった人種です。江戸時代トロは捨てられ、赤身のズケが好まれたといわれています。脂肪は一般に中性脂肪です。水に不溶性ですので、味細胞を刺激しないため味はありません。リパーゼという消化酵素で分解され脂肪酸ができ、舌の奥で味わいます。旨味や甘みを増強して美味しさを演出します。その結果、βエンドルフィンが放出され、快感を感じ、病みつきになるのです。

　食べ過ぎのいき着くところは肥満細胞の増加であり、とくに内臓脂肪が増えると、時間をかけ動脈硬化へと進みます。脂肪の多い堆積物(これもプラークと呼ばれる)が動脈の内壁に溜まると炎症を起こします。脂肪細胞から分泌される各種のサイトカインが、血管の内皮細胞を傷つけることが引き金になります。血管内のプラークが破裂して血液のかたまりである血栓ができて、心臓や脳の血管が詰まると心臓発作や脳卒中を起こします。死に至ることもあります。限りなく暗いストーリーですが、脂肪と砂糖の食べ過ぎは、この流れを作ります。美味しそうなアイスクリームや霜降り牛肉に、食べ過ぎの恐ろしさが潜んでいるのです。

メタボリックシンドロームの改善策

　人間の食の特徴は、食べるものの範囲が広いことです。母乳だけの栄養から、一人前の人間として栄養摂取ができるための離乳食は、健全な大人への通過点です。単純な甘さと脂肪の離乳食で

インプリンティングしてしまうと、美味しいと思う味覚の範囲が狭くなります。私たちは美味しさの情報に囲まれて生活しています。からだにとって必要なものを見分けるための味覚が、情報でインプリンティングされた快感を頼りに、食を選択する時代になってしまいました。いま一度からだに必要なものを見分ける味覚を復活する必要があります。ジャンクフードで味覚がインプリンティングされると、血管の破綻が約束されてしまいます。

　文明の尖端で待ち構えていたメタボリックシンドロームの改善策が適切な食事と運動であるとは、本来の生物としての人間のあり方に昔とそれほど変化がないことを示しています。　丸森英史

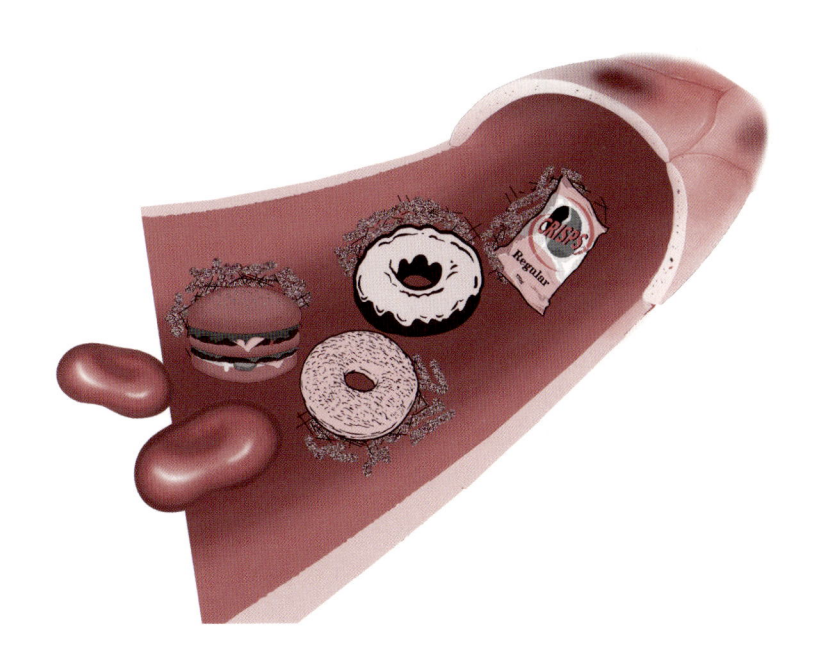

脂肪の話
よい脂肪、悪い脂肪って知っていますか

　循環器の健康を左右する脂肪酸について詳しく知っていると、血管を守る医療ともいえる歯周病の食育指導に強くなれます。"油物は控え目に"とか"さっぱり系の食事に切り替えて"といったレベルでは、ちょっと内容不足です。

　健康のためには、脂肪摂取量を減らすのではなく、悪い脂肪を避け、必須脂肪酸などのよい脂肪を積極的に食べる、つまり脂肪の質が大切なのです。歯科医師は、脂肪酸の伝道師になりましょう。

ちょっとだけ！　なんちゃって生化学

　体内での脂質は、細胞膜の構成成分、エネルギー貯蔵体としての中性脂肪、ホルモンの原料などとなる大切な役割を持つ物質です。脂肪酸は、炭化水素の鎖にカルボキシル基がついたものです(R-COOH；Rは種々炭化水素)。カルボン酸とアルコールから水1分子が飛んでできる化合物をエステルといいますが、中性脂肪はまさに脂肪酸とグリセロール(多価アルコール)のエステルです。

　脂肪は、体内で脂肪酸や炭水化物(たとえば果糖)から生合成されています。一方、体内では合成できず、食物から摂取する以外にない脂肪酸があり、からだに不可欠な脂肪であるため、必須脂肪酸と呼ばれています。

　脂肪酸には、多価(炭素原子の2重結合が複数)、単価(炭素原子の2重結合が単数)、飽和(炭素原子にHがすべて結合)、不飽和(炭素原子にHがまだ結合できる)があり、これを押さえれば、もう脂肪酸のスペシャリストです(図1)。

　炭化水素の炭素のなかに2重結合が1箇所、ないし数箇所存在すると、それぞれ単価不飽和、多価不飽和脂肪酸と呼ばれ、自然界では2重結合がシス型をしています(図2)。これらは常温

では液体で、悪玉コレステロールを回収してくれます。これに対し2重結合がトランス型をしている、人工的に水素を付加して作られたトランス型脂肪酸があり、超悪玉脂肪酸として知られています。

　炭化水素の炭素がすべて飽和している飽和脂肪酸は、常温では固形で、「油を控えて」といわれるコレステロールを増加させる脂肪です。
武内博朗

図1　脂肪酸の種類。

脂肪酸
- 飽和脂肪酸（二重結合がないもの）
- 不飽和脂肪酸（二重結合があるもの）
  - 単価不飽和脂肪酸
  - 多価不飽和脂肪酸

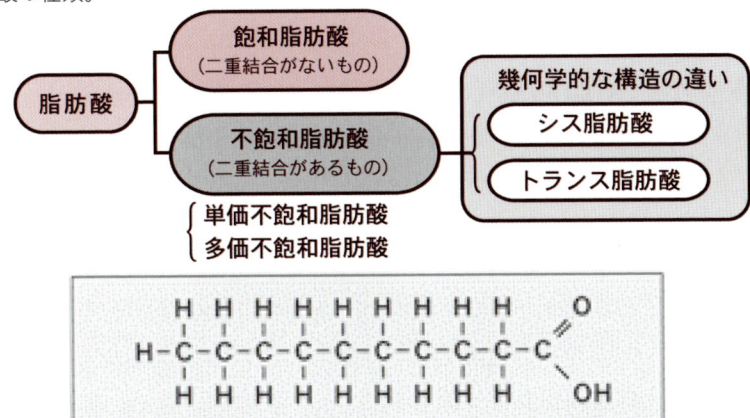

幾何学的な構造の違い
- シス脂肪酸
- トランス脂肪酸

カプリン酸（飽和脂肪酸の一つ）の構造

アルファ・リノレン酸（不飽和脂肪酸の一つ）の構造

図2　シス型とトランス型の脂肪酸の分子構造。

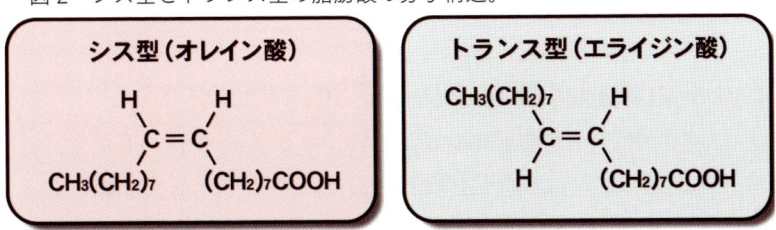

シス型（オレイン酸）

トランス型（エライジン酸）

II　私たちの身近な問題としての"食"を考えよう

脂肪の話
脂肪の仲間たち

飽和脂肪酸（牛肉、豚肉の脂身、乳製品）

炭化水素の炭素のなかに2重結合が1箇所もないものを飽和脂肪酸と呼びます。主に肉類の脂身、乳製品の脂肪、クリームなど動物性脂肪に多く、植物性では、ヤシ油、ココナッツオイルに含まれ、常温では固体です。

血清コレステロール総量（LDL、HDLの両方）を増加させます。血管に悪い脂肪といえます。

多価不飽和脂肪酸（植物油脂、n-3系の青魚油）

炭化水素の炭素のなかに2重結合が複数ある脂肪酸です（図）。植物由来では、コーン油、ひまわり油、紅花油、ごま油などリノール酸、そして亜麻仁油、えごま（しそ）油のα-リノレン酸があります。亜麻仁油やえごま油は、生のまま使えば、血清コレステロールのHDLを減らさずにLDLを減らしてくれます。しかし加熱すると過酸化物が生成し、これら酸化したものは悪玉で血管壁を傷害してしまいます。とくに亜麻仁油やえごま油は熱に弱く、加熱する油ではないのです。

一方、サバ、イワシなどの青魚に含まれるn-3系またはオメガ3系脂肪酸であるEPAやDHAもこの仲間です。血栓生成や動脈硬化、不整脈を防ぐ効果が高く、さらに細胞膜、神経系の構成成分であり、重要なホルモンの前駆物質でもあるのです。

食品中の飽和脂肪酸を、これらの積極的に摂取してほしい必須脂肪酸で置き換えたメニューがお薦めです。

単価不飽和脂肪酸（オリーブ油、ナッツ）

オリーブ油（オレイン酸）、キャノーラ油、アボガド、各種ナッツ類で、耳寄り情報としては、オリーブ油が加熱に強く過酸化物の生成が少ない貴重な脂肪酸です。揚げ物には、是非使用したい

油です。

　脂肪は大切な栄養素です。味わい深い人生を達成できるように、正確な知識を身につける。食べ物を見抜く千里眼、これぞ食育の極意といえるでしょう。　　　　　　　　　　　　　武内博朗

飽和脂肪酸 （二重結合がないもの）	バター、ラード、全乳、チーズなどの動物性脂肪 チョコレート、ココナッツ油など

不飽和脂肪酸（二重結合があるもの）

- 多価　n－3系脂肪酸　**積極的に摂りたい油**　DHA・EPAなど青魚油、エゴマ（シソ）油・アマニ油などのα-リノレン酸（加熱してはいけない）。悪玉LDLを減らす
- 多価　n－6系脂肪酸　**摂り過ぎに注意したい油**　コーン油、紅花油、ごま油などのリノール酸、アラキドン酸
- 単価　n－9系脂肪酸　オリーブ油などオレイン酸。酸化されにくい特徴。悪玉LDLを減らす
- 多価　トランス脂肪酸　**超悪玉・摂ってはいけない油**　マーガリン、ショートニングなどの人工硬化油に含有。諸外国で規制

脂肪の話
極悪非道トランス脂肪酸に注意！

トランス脂肪酸とは

　油脂の構成成分である脂肪酸のなかでも、主に植物性油脂を構成する不飽和脂肪酸の一種で、通常は液体である植物油脂に人工的に水素を添加し、硬化油の状態に加工する段階で生成されるものがトランス脂肪酸です。温度に関わらず固形を保つこの油脂は、輸送や貯蔵に便利であり、酸化安定性も高く扱いやすいため急速に利用が広がっています。バターやラードの代わりに手軽に使える植物性油脂として、パンや菓子類、揚げ物類など、数え切れないほど多くの加工食品に使われています(表)。その構造がプラスチックに類似しているので、「プラスチック化された油脂」の異名をとります。

トランス脂肪酸の人体へのリスク

　悪玉コレステロール(LDL)を増加させ、善玉コレステロール(HDL)を減少させる働きがあり、多量に摂取を続けると、動脈硬化などによる虚血性心疾患のリスクが高まるといわれています。また、血中の中性脂肪やリポプロテイン(a)(リポタンパクの一種で、濃度が高いと動脈硬化を招きやすい)の量を増やすはたらきや、血小板の血液凝固機能を亢進させ、心臓・脳やあらゆる血管内壁への血栓の生成を促進するはたらきなども指摘されています。
　さらにトランス脂肪酸は、心臓病や血管疾患のみならず、2型糖尿病の発症や、アトピー性皮膚炎の脂質組成変化に関係ありとの報告もあります。
　まさに踏んだり蹴ったりの悪い油です。
　米国や欧州諸国、韓国などで規制の対象とされていますが、日本ではまだ規制されていません。
　世界保健機関(WHO)と国連食糧農業機関(FAO)の合同チーム

は 2003 年に、トランス脂肪酸の摂取量を最大でも 1 日の総エネルギー摂取量の 1％未満にすべきであると発表しました。規制されている国では、店頭の食品にトランス脂肪酸含有量が表示されています。デンマークでは、油脂中のトランス脂肪酸含有量を 2％未満に規制しています。カリフォルニア州では、トランス脂肪酸の使用禁止の州法が成立しています (2008.7.25)。

トランス脂肪酸を避けるには

- マーガリン・ショートニングなどの硬化油脂を避ける
- お菓子や加工品についても表示をよく見て購入する
- 菓子パン、食パンなどにもマーガリンが練りこんである
- ファーストフードや油物はできるだけ避ける
- 揚げ物に使った油を何回も使わない (ただし、揚げ物自体あまりよくない)

　食品の利便性の追求から生まれたトランス脂肪酸は、生体には全く不必要な人工物です。日本では今のところ国や自治体・業界団体による特別な規制はありませんが、できる限り摂取しないようにしたい油脂であることは確かなようです。歯周病の栄養指導では必修項目ではないでしょうか。　　　　　　　　　武内博朗

表　トランス脂肪酸の多い食品の例。

種別	食品の例
硬化油脂	マーガリン、ショートニング、ファットスブレッド
ショートニングやマーガリン使用の菓子類	クッキー、ケーキ、パン、アイスクリーム、チョコレート
ショートニング使用の加工食品	コーヒー用ポーションクリーム、カレールー、レトルトカレー、マヨネーズ (卵不使用)
部分的水素添加の植物油や高温の植物性油脂を使った揚げ物	フライドポテト、コンビニ弁当、スーパーの揚げ物・フライ、油で揚げたスナック菓子類、揚げせんべい、冷凍食品
高温で油脂を抽出・精製した植物油	市販の多くの大豆油、米油、コーン油、菜種油、綿実油など

脂肪毒性

過剰な脂肪は脂肪細胞に蓄える

　肥満によってからだに過剰な脂肪蓄積が起き、からだに有害な作用を起こす一連の作用を脂肪毒性といいます。もともと脂肪細胞は、エネルギーを蓄積して常に緊急に備えている細胞で、食べものが不足し飢餓に襲われることが多かった人類が生き延びるために重要なはたらきをしていたのです。しかし人類が想定外の高脂肪食や過食を行うようになり、脂肪細胞はパニック状態になったのです。脂肪が溜まり過ぎると、皮下脂肪と腹腔内脂肪組織だけでは蓄えきれずに、今度は肝臓や筋肉などに蓄えられることになります。その結果、インスリンの作用を障害して糖尿病を起こしやすくさせるのです。

　インスリンの本来の作用は、筋肉・肝臓・脂肪細胞などにエネルギーを蓄積させることです。つまり筋肉・肝臓にはグリコーゲンとして蓄えられ、脂肪細胞では脂肪酸としてエネルギーが蓄積されます。しかし筋肉や肝臓のグリコーゲンとしての蓄積キャパシティーはわずかです。筋肉には約1日分、肝臓でも数日分のエネルギーしか蓄積できません。それを超えた余剰なカロリーはすべて脂肪酸として結局脂肪細胞に蓄えられます。その流れのなかで、次第にインスリンが効きにくくなります。

インスリン抵抗性症候群

　インスリン抵抗性症候群とは、脂肪細胞がそれ以上エネルギーを蓄積できない状態と解釈されるともいわれています。このような脂肪過多の原因は、食生活に求められます。現代の高度に加工された食品や高カロリー食、必要な栄養が少ない低栄養食は、異常な食後の血糖値および脂質濃度の急上昇を引き起こすことが多いのです。この状態はいわゆる食後代謝異常と呼ばれているもので、酸化ストレスを起こします。そのストレスは、炎症、内皮機

能不全、血液凝固亢進、交感神経活動亢進などのアテローム性動脈硬化症を起こしやすくなり、血圧を上げるホルモン(アンジオテンシノーゲン)が活性化してきます。全身の循環器に障害を与えるのです。これがやがて肥満や糖尿病、動脈硬化症などを引き起こすメタボリックシンドロームへと突き進むのです。

　過食や運動不足にはじまり、生活習慣の重なりでじわじわとからだ全体の障害が重なっていきます。生活習慣がそのままではドミノ倒し的に病態は進み、インスリン抵抗性、さらに食欲調節ホルモンのレプチンが効きにくくなるなど、ますます肥満に陥ります。それにつれて、膵臓も疲弊し、ついにインスリン分泌が低下し、糖尿病へと進んでいきます。

　脂肪をたくさん摂りはじめたのは、人類の歴史のなかではつい最近のことです。いま、私たちのおかれた高脂肪食、過食の状況を考えると、早期にまず生活改善が必要なのです。

参考図書
日本栄養・食糧学会監修：肥満と脂肪エネルギー代謝.建帛社.2008年.

丸森英史

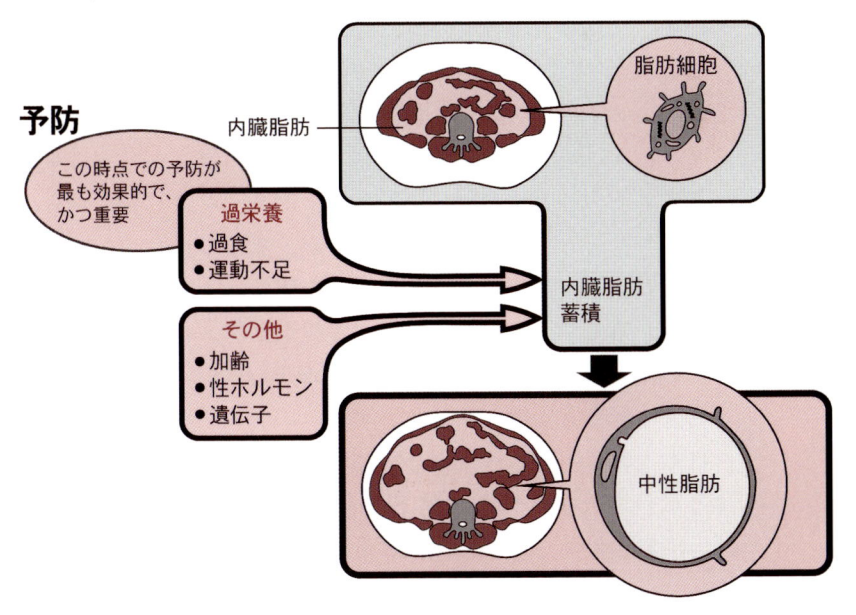

ダイエットの光と影
思春期

思春期のダイエットの問題点

　　　文部科学省による平成19年度学校保健統計調査速報によると、痩身傾向児の出現率は、女子で高い傾向がみられ、11〜13歳で3％を超えています。12歳が最も高く4.0％でした。

　過食で太る子どもたちがいる反面、ダイエットに走る子どもたちも問題です。

　思春期の女性のやせは、月経不順を引き起こす恐れがあるほか、貧血や将来の閉経後の骨粗しょう症の原因になります。骨を作るピークは一般的に20歳前後で、それ以降は増えにくくなり、減少に向かいます。思春期を含む10代は将来に向けてからだの基礎を作り、十分な骨量を蓄える大切な時期といえます。

　女子児童のやせが増えてきた背景には、やせていることを"ファッション"として捉えている傾向があるためとみられています。日本学校保健会が平成16年に行った調査によると、「やせたい」と思っている割合は、女子では中学生の80％、高校生の約90％が痩身願望を持っていました。実際に体重を減らす努力をしたのは中学生で18.4％、高校生で38.7％であり、女子のダイエット経験者、痩身願望は中学校以降に目立っています。

　ダイエットの方法には、運動する、おやつを減らす、があげられており、それ自体はよいことですが、食事の量を減らし、ダイエット食品や、健康食品をとるとした回答も1割前後あり、気になるところです。食事を大事にする視点がファッションに負けているのは大問題です。テレビや雑誌の影響もあり、母親のダイエット行動の影響も指摘されています。

　日本人の食生活の欧米化は既に終わっており、これから心配すべきは日本人全体の低栄養下だと指摘する声もあります（柴田博、桜美林大学）。柴田氏は20代の女性の栄養状態がとくに悪くなっていると指摘しています。そのなかで1995年から2003年

の8年間に11.2％もエネルギー摂取が減っており、2003年度の1,683kcalは「2005年度の日本人の食事摂取基準」での2,050kcalに比べて実に18％も少ないことを指摘しています。この柴田氏も関わった東京都老人総合研究所での「通称小金井研究」では、健康で長生きしている人は多種多様な食品をしっかりと食べていると報告しており、肥満などを気にして食事制限をしていると老化を早めると注意を喚起しています。

　若者のやせ願望は、既に20代にして老化の入口に立っているということになるのでしょうか。　　　　　　　　　　　　　丸森英史

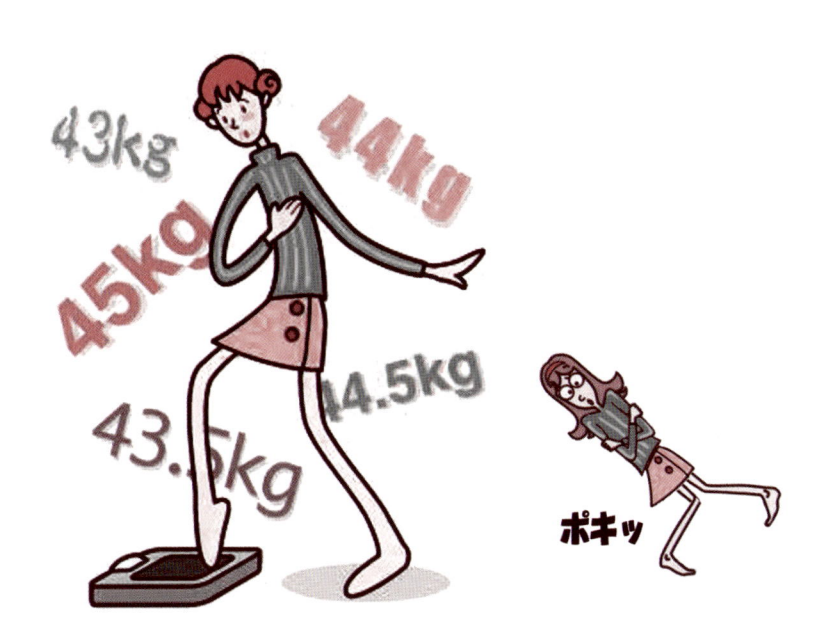

貧血はどうして起こるの
思春期

ダイエットの罪

　平成17年国民健康・栄養調査で子どもの体型は、男女とも肥満とやせの両極端にシフトしています。成人の肥満者の比率は、男性では40歳代で最も高く34.1%であり、女性では60歳代で最も高く29.0%でした。一方、低体重(やせ)の者の比率は、女性の20歳代で22.6%、30歳代で20.0%でした(図)。

　出産適齢期の20～30歳代女性の約2割が低体重者というのは大きな問題です。低出生体重児の出産は、非妊娠時のやせや妊娠中の体重制限を行うことが影響していることは否めず、妊娠前は標準体重を目安に、妊娠中は適正な体重増加を理解し、しっかり食事を摂ることが大切です。

　さまざまな「ダイエット法」や「ダイエット商品」があふれていますが、本来栄養バランスのとれた規則正しい食生活と運動が何よりも大事です。「手っ取り早くやせたい」という安易な痩身願望を刺激する商品が数多くみられます。たとえばサウナスーツで汗をかいたり、下剤で便をだしても脂肪は減りません。また部分的にやせるということも不可能な要求です。また特定の低エネルギー食品ばかり食べるダイエット法(たとえばリンゴダイエット、ヨーグルトダイエットなど)では、身体に必要な栄養素が欠乏する可能性が高く、貧血やカルシウム不足、筋肉や骨量低下など身体に障害をもたらす可能性があります。

やせ願望

　馬場らは、若い女性にみられるやせ願望の心理を分析し、体型についてのメリット感、デメリット感がやせ願望につながる傾向を示唆しています(馬場安希ほか：女子青年における痩身願望についての研究.教育心理学研究.2000;48(3):267-274)。田中らは、やせ願望の強い者では、アイデンティティー(自我同一性)の確

立が十分でないことを指摘しています(田中正ほか:青年期女子のやせ願望と精神的不健康,アイデンティティーの確立を通して.保健の科学.1999；41(6):473-476)。したがって、やせ願望の強い学生に対しては、栄養学的指導の他に精神的なアプローチも必要であると考えられます。

　平成17年国民健康栄養調査では、エネルギー摂取量の平均値は、男女ともに漸減傾向が示されていますが、朝食を抜く傾向も増えており、アンバランスな姿が想像されます。朝食の欠食率は、男女とも20歳代が最も高く、男性で約3割、女性で約2割です。一人世帯に限ると20歳代で約半数が朝食を食べていません(欠食は嗜好品や、ドリンク剤のみも含める)。しかし脂肪からのエネルギー摂取が上限の30％を超える人が成人男性で2割、女性で3割となっています。その割合は年々じわりと増えており、適正といわれる25％未満の者の比率は減少しています。食事のリズムも中身も問題含みということです。

丸森英史

II 私たちの身近な問題としての"食"を考えよう

低体重（やせ）の者（BMI＜18.5）の割合（20歳以上）

男

年代	20年前（昭和60年）	10年前（平成7年）	平成17年
20-29	7.5	7.5	7.2
30-39	4.2	4.4	5.1
40-49	3.0	2.7	2.4
50-59	4.7	2.6	4.3
60-69	7.0	4.9	2.7
70歳以上	5.3	14.4	5.0

女

年代	20年前（昭和60年）	10年前（平成7年）	平成17年
20-29	16.8	24.5	22.6
30-39	7.8	12.0	20.0
40-49	3.8	6.1	8.0
50-59	4.5	4.7	4.7
60-69	6.8	4.7	5.4
70歳以上	12.6	12.8	9.0

平成17年国民健康・栄養調査

格好のいい生活スタイル

クールな生き方

　町を歩けば若者があふれています。一昔前の時代に比べれば、各自個性的で自分自身を表現しているようにみえます。身なりは一見バラバラですが、妙に雰囲気は統一されているのに気がつくことがあります。身なりは町で買った物でコーディネートされており、手作り一品でのおしゃれではないようです。一見気ままに生きている若者たちに、選ばれ買ってもらうためにメーカーは必死で売れる物を作っています。できたらもっとたくさん買ってほしい、じっと待ってるだけでなく、積極的に財布のひもを緩ませるように、戦略を練っています。

　購買意欲は何によって膨らむのでしょうか。「それを買うことで、また食べることで気持ちがいい」と感じさせることが販売成功への秘訣といわれています。購買者の潜在意識や深層心理を探り、消費行動に与える影響を明らかにする手法が研究されています。心理学や脳科学をマーケティングに学際的に応用研究することが行われています。すでに、欧米の先進企業では積極的に採用されています。食品の販売も例外ではありません。コマーシャルに注目してもらい、キャッチコピーを意識に滑り込ませます。知らないうちに購買意欲を刷り込むのです。からだに必要なものをからだが判断する暇さえ与えない、情報のシャワーを浴びているのです。

　価値判断から逃れられない絶対的な美味しさがあるのでしょうか。生物が分泌放出し、同じ種に属する者に特異な行動や生理作用を引き起こす物質をフェロモンと呼びます。昆虫のフェロモンのように、遺伝子のなかに組み込まれている絶対的な快感を呼び起こす美味しさがあるとすれば、砂糖、脂肪、うま味（グルタミン酸、イノシン酸など）の3つだといわれています。これらは工業的に加工でき、ファーストフードの戦略はここに置かれていま

す。その配合やプラスアルファーに商品開発のエネルギーは注がれています。その結果、やみつきになる食べものが増えます。その心地よさは、脳の報酬系を刺激して、ますます欲しくなるのです。

　このようにいつの間にか私たちは踊らされて、買わされて、やみつきにさせられているのです。昔は集団のなかに必要な物を必要なだけ買ったり食べる知恵がありました。いま、その判断はすべて個人が負わされている時代です。それだけに3歳までにからだに必要なものを美味しいと思う味覚をインプリンティングすることが大事なのです。情報に取り囲まれることに慣れてしまうと、方向転換するのは容易ではないからです。

　クールな生き方とは、必要な物を必要なだけアクセスする知恵なのではないでしょうか。

参考図書
　伏木亨：人間は脳で食べている．ちくま新書．2005年．

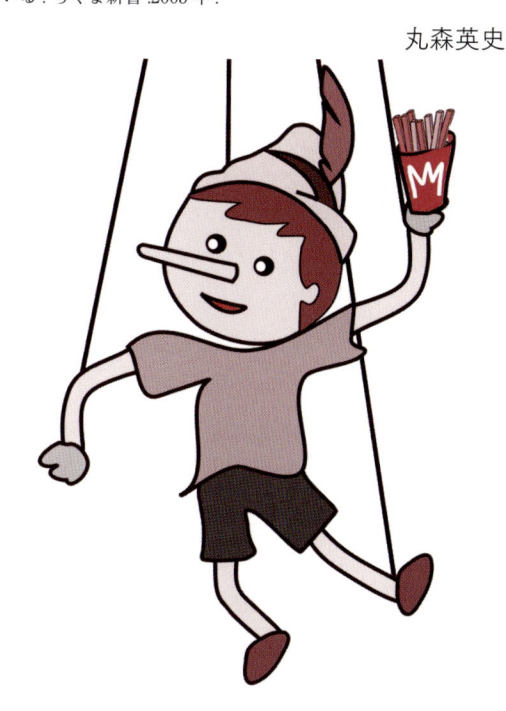

丸森英史

どうして肥満になるの
学童期

インスリンの大切な働き

　からだのあちこちにある脂肪組織は、余分な栄養を貯蔵するために働いています。必要なときにはそこからエネルギーを全身に送り届けます。その脂肪は中性脂肪と呼ばれ、大変効率のよいエネルギー源ですので、ほとんどの生物に貯蔵脂肪があります。多くの動物にとって餌をみつけるのは大変なことですので、餌にありついたときの余分なエネルギーを、蓄えられる能力を身につけていきました。人類もその進化の過程では、飢えとの戦いでした。生き残るためには、摂取したエネルギーを効率よく体内にためることが必要だったのです。

　食後、膵臓から分泌されるインスリンのはたらきで、血中のブドウ糖や脂肪酸を材料に脂肪細胞内で中性脂肪として蓄えられます。夜間や空腹時にインスリンのレベルが下がり、中性脂肪が分解されエネルギーに変換されます。このはたらきのなかで、脂肪の合成が多ければ肥満になり、分解が勝ればやせます。

　インスリンの分泌は、ヨーロッパ系の人では高く、アジア人では低いことがわかっています。アジア人はインスリンを分泌する膵臓のランゲルハンス島の容積が小さいため、欧米人に比べ軽度の肥満でも糖尿病になりやすいといわれています。アジア人の低タンパク低脂肪の食事がインスリン分泌を少なくてすむ体質を作ってきたと説明されています。しかし戦後食事が急速に欧米化し、運動も少なくなったため糖尿病患者が増えたのです。

肥満の原因は、運動不足と高カロリー食

　B.M. ポプキン（ノースカロライナ大学）は、世界規模での肥満の蔓延は、運動不足、カロリーの高い甘味料や植物油、動物性食品という生活習慣と食事の変化が原因だと指摘しています。しかも産業界は、途上国に安く甘いソフトドリンクやスナック、いわ

ゆるジャンクフードを大量に売り込んでいます。グローバリゼーションの負の側面です。しかも販売戦略は子どもたちにターゲットを合わせています。テレビの持つ影響力は大きいものです。

　人は大きな脳を持ち、発達のためには必須脂肪酸が必要で、日常活動にもブドウ糖が必要です。そのために砂糖摂取をすすめるのは短絡的です。吸収の早い砂糖の過食は、インスリンの枯渇につながります。膵臓がくたびれてくるのです。運動不足はインスリンの効きを悪くします。結局、運動不足、食べ過ぎが病を招くのです。健康を維持するには、確かな生き方の戦略が必要です。

丸森英史

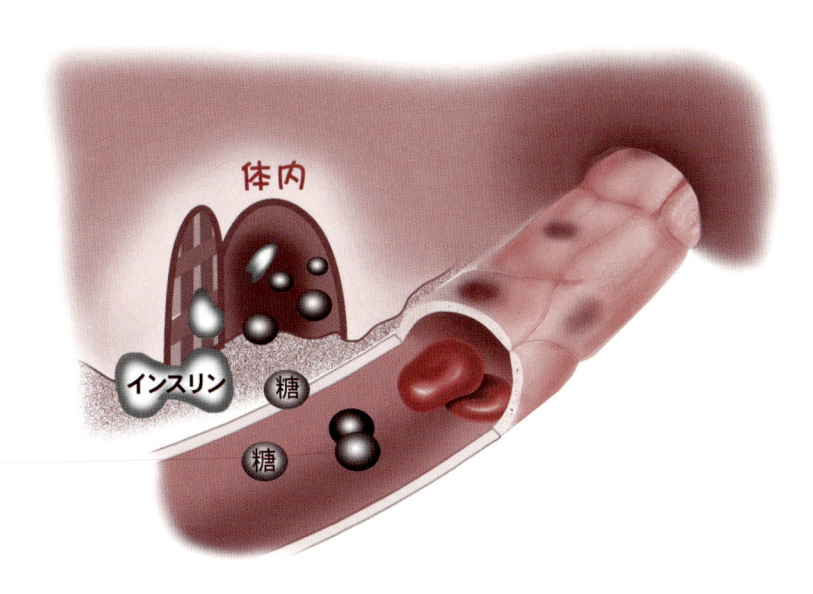

なぜ、お腹はグーッと鳴るの

腸内を掃除して次の消化に備える

　お腹がすくとグーッと鳴り、誰かに聞かれたかと恥ずかしく思うことがよくあります。お腹がすいてグーッと鳴るのは空腹期運動と呼ばれ、消化管ホルモンのモチリンで起こされます。脳が栄養摂取を必要と判断すると、上部消化管が強く収縮します。胃からはじまる強い収縮運動は、小腸から肛門側へと伝播します。これとは別に消化酵素を混ぜ合わせる運動は緩やかで、食後期運動と呼ばれています。消化管ホルモンは、食事の後で放出されるのに対して、モチリンは空腹期に十二指腸の胃に近い部分から放出されるのが特徴で、胃から肛門の方に、腸全体をしごくように収縮します。

　これは何のためでしょうか。消化が進んでも、腸のなかにはさまざまなものが残っています。腸の内面の脱落粘膜、腸液、腸内細菌などを掃除して、次の消化に備えるためと考えられています。このはたらきは、他の消化管ホルモンと違い、食事の刺激により低下します。グーッと鳴った空腹感の後でも、ちょっと何かをつまむと空腹感が消えるのはこのためでしょうか。

食育の原点は、お腹をすかせること

　振り返ってみますと、お腹がすかないうちに次の食事をしていることが多いようです。空腹感を感じて、消化のために腸が準備を整えないうちに食物を送り込むことが多いのではないでしょうか。刺激に満ちた現代は、からだが欲する前に、食欲中枢が刺激されます。胃や腸は休みなく過酷な状態で仕事をさせられているのです。

　やはり、お腹がすくことが大切なのです。お腹をすかせるためには運動も必要です。食べるのも忘れて遊びに夢中になるのが、子ども本来の姿です。生活リズムの大事さはこんなところにもあ

ります。これが食育の原点です。お腹がすくことに我慢できないのも問題です。子どもたちの生活リズムには、からだを使った熱中する遊びが必要なのです。運動量のない遊びが増えたのも大きな問題かもしれません。

　せっかく備わっている内臓のセンサーが鈍くなっていることが、食べ過ぎや肥満のもう一つの原因かもしれません。究極のダイエットは、お腹がすいてから食べるという感覚をよみがえさせることではないでしょうか。

参考図書
伊藤漸：胃は悩んでいる．岩波新書．1997年．

丸森英史

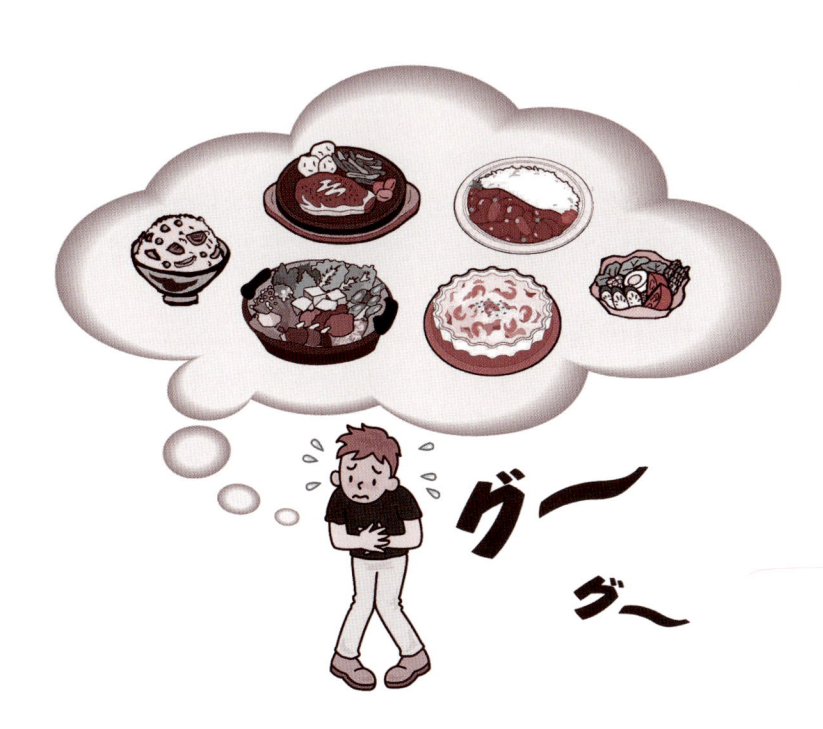

食品に入っている添加物は怖い
利便性と引き換え

食物は時間がたてば腐るもの

　食品添加物には、漠然とした不安感があります。時間が経ったら腐るはずの食物が腐らないのですから、不自然です。言葉を替えれば細菌も繁殖できない食物を食べているのです。料理は腐る前に食べるのが原則です。美味しい食物は、細菌やカビなどの微生物にとても美味しいのです。人間の欲求は、美味しい食物をいつでもどこでも安い値段で食べられることを求めました。それにともなって経済は発達してきました。食べることに必要な時間を他のことに費やし、それによって社会の進歩を支えてきたといってもよいでしょう。何万年もかけて食べられるものと、食べ方を進化させ最後は『食べること』を工業化してきたのです。安さを求めるなら、多く作り、多く売れるなら単価は安くなります。消費者は美味しさと安さを求め、売り手はそれに応える形で商品を開発してきました。しかし美味しいものは、作りたての一瞬が命です。

　いま手作りが見直されています。添加物の入っていない安心を求めているのです。工業的な添加物を入れずに保存食とするには、発酵を利用する調理方法があり、世界中で受け継がれています。

手作りの落とし穴

　保存をよくするためには、一般的に火を通し塩や砂糖で濃い味つけにします。自宅での手作りの落とし穴は、味つけが濃くなること、残すのがもったいないので食べ過ぎになることです。せっかく無添加無着色で丹誠込めて作っても、濃い味と食べ過ぎは健康を損ねてしまいます。

　間食もせずブラッシングも気をつけているのに、ときどき根面う蝕をつくる患者さんがいました。不審に思いお話を伺っていくうちにわかったのは、お料理好きな奥様で、味つけが甘すぎるこ

とでした。煮豆にたくさんのお砂糖を入れ、お茶請けとしてつまむことが多いこと、日が経つと捨てるのがもったいないので、ついつい自分で食べてしまうことなどが浮かんできました。煮つけや、お惣菜の味つけに伴う味見でちょくちょく糖分が口のなかに入っていました。台所に立つ時間が長い、熱心な手作り主婦の意外な落とし穴でした。

　添加物には味や形を整える役目もあります。世界各地でそのために伝統的な調理方法が進化してきました。何世代にも渡って確かめ検証されてきた方法です。塩も砂糖も、胡椒もそうした調味料でした。いずれも生きていくための知恵だったのです。忙しい現代に「作り置き」は必要なものです。しかし味つけには注意を払いたいものです。

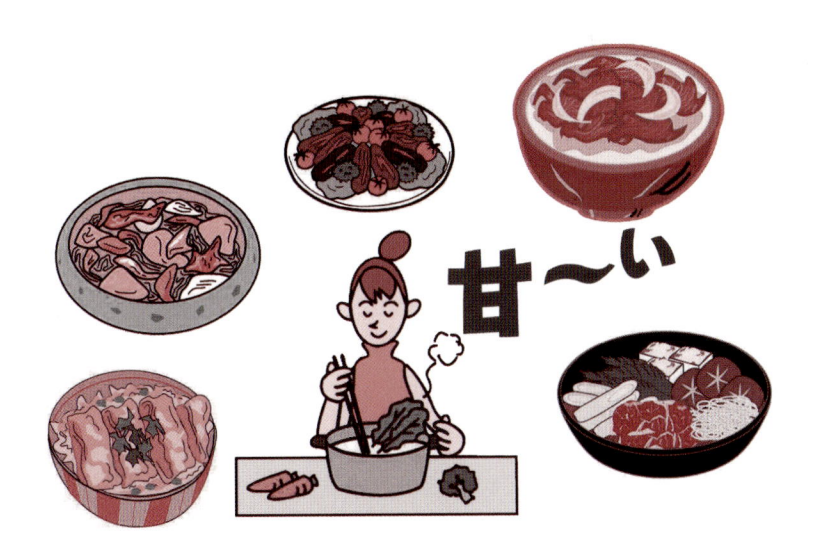

丸森英史

Ⅱ　私たちの身近な問題としての"食"を考えよう

砂糖と代用糖との上手な付き合い方

むし歯の原因にならない甘味料キシリトール

　砂糖はう蝕を誘発する食品です。う蝕の主な原因菌のミュータンスレンサ球菌は、スクロース(砂糖)を原料にグルカンを形成し、酸の産生を促してエナメル質を溶かします。同時に砂糖は、糖尿病や肥満など生活習慣病のリスク因子であり、砂糖の摂取量を減らすことは大変重要です。しかし砂糖を控えるよう指導しても限界があり、効果のほどは期待できません。毎日の食生活のなかですべてのスクロースを「代用糖」に置き換えるのではなく、要所で、代用糖を上手に利用することがポイントになってきます。

　代用糖とは、スクロース(砂糖)を制限したい人のために、砂糖の代わりとして開発された甘味料です。う蝕予防をはじめ、肥満者のカロリー制限、糖尿病の糖質制限などの目的で現在、数多くの代用甘味料が作られています。そのなかの代用糖は大きく分けると、単糖類、オリゴ糖類、糖アルコール類の3つに分かれます(表)。

　このなかでう蝕の原因である有機酸を産生せずに、体内での吸収も穏やかな代用糖としての効果が期待されているのが、糖アルコールやオリゴ糖に分類される糖類です。

　キシリトール(98頁参照)は糖アルコールの仲間で、砂糖と同じ甘さです。口腔内細菌によって分解代謝されず、酸を作らないので、う蝕予防甘味料としてさまざまな食品に使われています。

　ソルビトールやマルチトールは、甘味度はやや落ちますが、味質は砂糖に近いといわれます。糖アルコール類のカロリーは砂糖とほぼ同じですが、腸での吸収は遅く、大量に摂取するとおなかがゆるくなることがあるので注意が必要です。

　オリゴ糖は、単糖類が2～10個程度結びついた糖類の総称で、甘味度はおよそ砂糖の半分、カロリーは半分以下です。口腔細菌によって分解されず、酸を作らないのでむし歯の原因になりませ

ん。菓子・飲料・ジャムなどの加工品に多く利用されています。また、ビフィズス菌など善玉腸内細菌を増加させる整腸作用も期待できるため、健康食品として液状のままのものもあります。

特定保健用食品

代用甘味料には、厚生労働省が健康食品に関する有効性の基準を定めた特定保健用食品(通称トクホ)があります(表で☆のついた甘味料)。トクホのマーク(図1)がついた「むし歯になりにくい」ガムやキャンディーなどがその商品です。

また、日本トゥースフレンドリー協会が定める評価基準に適合した食品には、「歯に信頼」のマーク(図2)が表示されています。う蝕のリスクが最も大きいのは、スクロースを含む食品を食間に摂取するときです。う蝕予防の観点からは、スクロースを摂るのは食事中か食直後にし、食間にはトクホや歯に信頼マークのついた機能性食品を摂るというように、それぞれの特質を考慮して両者を上手に使い分けていくことが大切です。　　　　武内博朗

表　代用甘味料の種類と相対甘味度(スクロース:1)

種類	甘味料	相対甘味度
単糖	ブドウ糖	0.7
	果糖	1.2 - 1.5
	ブドウ糖果糖液糖	1.1 - 1.2
オリゴ糖	パラチノース☆	0.42
	トレハロース	0.42
	イソマルトオリゴ糖	0.4
	カップリングシュガー	0.5
糖アルコール	キシリトール☆	1
	ソルビトール☆	0.54
	マルチトール☆	0.7 - 0.9
	エリスリトール☆	0.8
	マンニトール☆	0.57
	パラチニット☆	0.45
合成品	サッカリン	400 - 500
	アセスルファム☆	200
その他	アスパルテーム☆	100 - 200
	スクラロース☆	600
	モネリン	2500
	ステビオシド(ステビア)	200 - 300

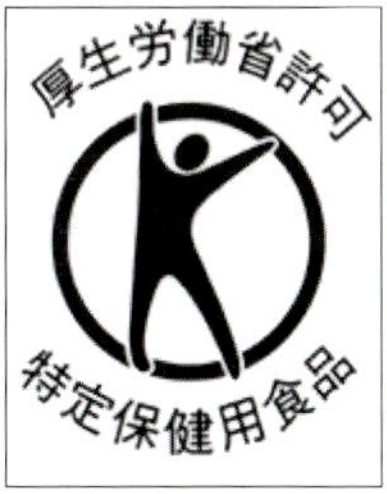

図1　トクホのマーク。

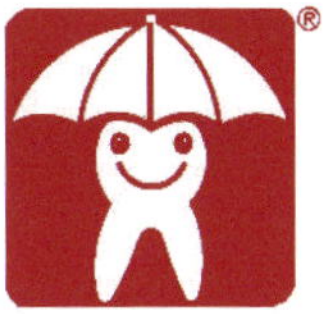

図2　「歯に信頼」のマーク。

☆特定保健用食品として使用されている甘味料

外食の問題点

外食の特徴

　働きざかりの世代の多くは、実生活よりも経済活動を優先する傾向にあります。そのため生活スタイルが多様化し、少なくとも1食、もしくは2食以上を外食に頼っています。外食により栄養を正しく摂取し、健康を維持するために知っておきたいことがあります。まず外食の特徴を知っておきましょう。

1. 糖質・脂質量が多く、カロリー過多である
2. 味覚評価を優先しており、味つけが濃い(塩分、糖分の過剰)
3. 一品料理では、野菜が不足する
4. 栄養が偏りやすい
5. 満腹満足感を優先しており、家庭料理よりも量が多い

　このような特徴をもつ外食を食べ続けると、肥満、糖尿病、高脂血症、高血圧などをきたしてしまいます。

　そこで外食時に注意を払うべき事項をあげてみましょう。

外食で健康を害さないコツ

1. 1日の総エネルギー量の1/3(600〜700kcal)を目安に選ぶ
2. できるだけ品数を多くする
3. ごはん、パン、麺類など炭水化物は適量食べ、多い分は残す
4. タンパク質の入ったメニュー(肉、魚、卵、大豆製品)を1品は選ぶ
5. 後からでもいいので、下記の食品で不足しがちな栄養を補う
   牛乳・ヨーグルト……タンパク質・ビタミン・ミネラル補給に
   くだもの……ビタミン補給に
   野菜ジュース……ビタミン・ミネラル補給に
   冷ややっこ……タンパク質・ビタミン・ミネラル補給に
   　たとえば次にあげる外食メニューを約600kcalに抑えて栄養バランスをとるには？

- ラーメン……麺は1/4残してスープは残す。チャーシューを付ける。＋野菜サラダ
- カツ丼……ごはんとカツは1/3ずつ残す。＋野菜ジュースか、青菜のおひたし
- にぎり寿司……＋野菜ジュースか、野菜の煮物
- ざるそば……タンパク質が不足(卵をつける)
  　＋ヨーグルトと野菜ジュース
- スパゲティ……麺を1/4残す。＋サラダ
- 焼き魚定食……おすすめメニュー。ごはんは1/4残す。
  　＋おひたしなどの野菜
- 生姜焼き定食……肉は脂身をとって、1/3残す。ごはんは1/3残す。野菜は残さずに
- とんかつ定食……豚肉はロースよりモモかヒレを。ロースなら肉とごはんを1/3ずつ残す。野菜は残さずに全部食べる
- 野菜炒め定食……野菜が摂れるメニューだが、ごはんも1/3残して肉の脂身も残す。

ストイックな指針ですが、残す勇気も必要です。ニューヨーク市では、15店舗以上のチェーンをもつレストランでは、メニューすべてにカロリー表示が義務づけられました(2008.5.5)。

ポイント

　一般に和食系を選択するとバランスよく栄養が摂取できます。品目を多く腹八分目を心がけるように食べましょう。ビタミン、ミネラル不足は、サプリメントで補うことも必要です。武内博朗

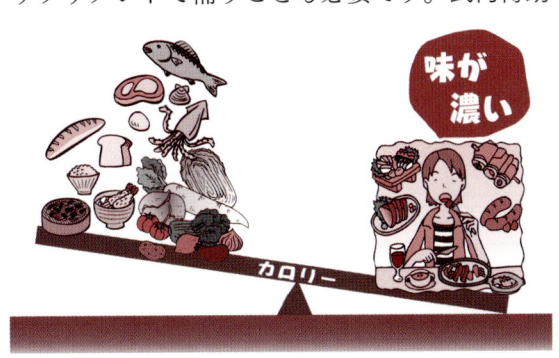

Ⅱ　私たちの身近な問題としての"食"を考えよう

味覚形成

III

美味しさの学習

乳幼児期に多くの食材を体験させる

　味覚は年齢とともに徐々に発達します。味覚の基礎形成がされる0～5歳の幼児期は、大切な時期です。この時期に「自然の味や本物の味」を体験させ、味覚の形成を促していきます。幼児の味覚は発達途上で、「美味しい」と感じるのは、甘味・塩味が中心となりますので、どうしても甘いものを欲しがります。子どもが欲しがるままに甘味ばかりを与えますと、味覚の幅広い発達は望めなくなります。

　赤ちゃんは、味覚と臭覚を頼りに母乳を探します。このように味覚と臭覚は生まれるとすぐに使われます。またこの機能により本能的に安全な食物を選り分けます。脳は「古い脳」と「新しい脳」に分けられます。3歳まではもっぱら古い脳を使い、「かって気まま」に過ごして学習しながら体験を記憶していきます。母親や周囲の人たちと関わりながら、食物のレパートリーを広げていくのです。

　離乳期は、手にとるもの、気になるものすべて口に入れ、安全確認をするようなしぐさがみられます。口に入れても、嫌なものはすぐに吐きだします。生物としての基本的な行動です。離乳期を迎えると、新しいものには用心深くなり、一瞬怪訝な表情をします。そのとき、楽しい雰囲気を演出したり、繰り返し新しい食物を与え続けることで離乳食の範囲も広がります。楽しい体験や、味蕾頼りの味覚を基に、好き嫌いの判断から美味しさを感じられるようになり、古い脳に無意識に記憶として留めていきます。懐かしい記憶は、ここから導きだされるのでしょう。

　3歳以降は、新しい大脳皮質に記憶は移され、五感を総動員して美味しさを学習していきます。美味しさは味蕾で感じられるのではなく、大脳皮質連合野で作られるのです。それだけに乳幼児期に多くの食材に出会い、よい思い出がたくさん作れるかが鍵と

なります。「3つ子の魂百まで」との格言は、ここでも生きているのです。

　大人になるにつれ脳は発達して新しい脳、大脳新皮質が優位になってきます。ここで処理されるのが視覚と、聴覚です。ここから入ってくるのが、私たちを取り囲む「情報の世界」です。目や耳から入る感覚に、味覚や臭覚が支配されるようになります。無意識のなかに美味しさの情報をしっかり入れ込んでおかないと、情報に踊らされた味覚に翻弄されてしまいます。

　よく「味は記憶」といいます。記憶に残るのは味蕾を通した情報だけでなく、そのときの食材の色や肌触り、調理の様子や匂い音、食卓で交わした会話であったりします。このような「味の記憶」を通して子どもたちは五感を磨いていくのです。味蕾を通した味だけでなく、五感を通した『美味しさ』がとても重要です。それが大人になったときのストレスフルな生活のなかでも、心とからだのバランスを保つ基になるのでしょう。

参考図書
伏木亨：味覚と嗜好．
ドメス出版．2006．

丸森英史

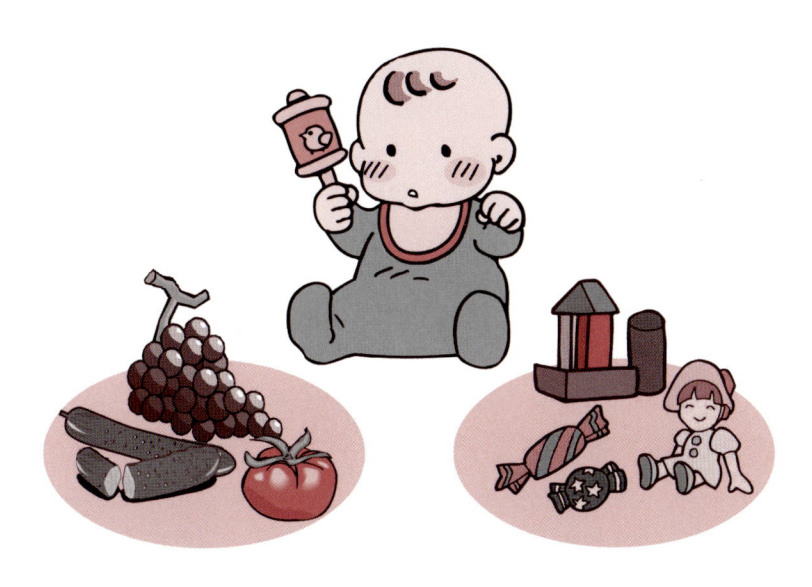

繊細な味のわかる子どもに育てる
薄味の大切さ

3歳までは砂糖を遠ざけた育児の薦め

『自分の子どもは、健康に育てたい』親ならば誰もが願います。その基本となるのは、好き嫌いなく何でも美味しく食べられることでしょう。その基本と大きく関わってきますのが「3歳までお砂糖を遠ざけて育てる」ことなのです。お砂糖の甘さは、子どもでなくても魅力的な味です。しかし世の中には野菜のほのかな甘さや苦味と香りなどさまざまな繊細な味があります。これらの味に比べ、甘味は強烈な個性を持った味です。3歳までの乳幼児期に、お砂糖の味にどっぷりと漬かってしまいますと、繊細な味をみわけられない舌を作ってしまいます。「甘いもの好きの野菜嫌い」とまでいわれています。

乳幼児期は、味覚形成にとって大切な時期です。さまざまな味を体験してもらい豊かな味覚をわかるようにすることが、その子の人生を豊かにし、一生の食体系の基盤を作ります。

では具体的に子どもから甘いお菓子を遠ざけるには、どうすればよいのでしょう。基本は、1日3回の食事をしっかり摂らせることです。早寝、早起きをし、十分に遊ばせ、お腹がすいてから食事にするという規則正しい生活のリズムを作ることが大切です。巷には甘いお菓子があふれています。赤ちゃんコーナーには、砂糖入りのおやつがあれこれ売られており、お母さんたちは「このようなおやつをあげるんだ」と勘違いをしてしまいます。しかし乳幼児にこのような甘いお菓子は必要ではなく、与える場合には4回食と考えます。子どもがお腹がすいたときは、おにぎりやパンでいいのです。のどが渇いたときには、お水かお茶です。

感染の窓を乗り越えた育児

生まれたときには、口のなかにはむし歯原因菌はいません。まわりの大人からむし歯菌が感染します。その後、子どもの成長と

ともに口腔内で細菌の「椅子とりゲーム」がはじまります。この時期に、むし歯菌の餌となる砂糖をたくさん食べると、むし歯菌優勢の口腔内になってしまいます。そのため3歳までお砂糖を遠ざけた育児は、むし歯予防にとっても大変に重要なのです。

今村智之

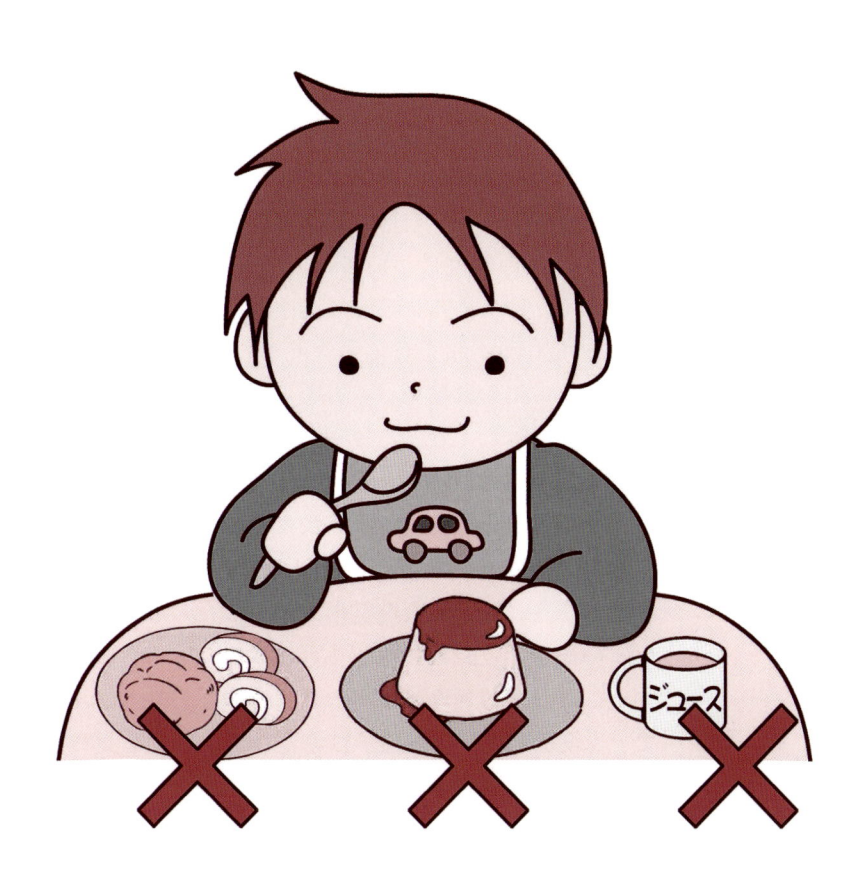

III 味覚形成

何でも口に入れるのですが

野菜スティックで味覚形成

　生後4か月を過ぎた頃から自分の指や、手に持ったものを何でも口へ運ぶようになります。赤ちゃんから目を離せない時期です。しかし、この行動を利用して、好き嫌いのない味覚形成とブラッシングの定着を狙える時期でもあります。スティック状にカットした野菜（きゅうり、人参、セロリなど）を手に持たせると、自然と口へ持っていきます。初めて口にするものには、味に驚いて手を離したり、変な顔をしたりすることもありますが、繰り返すことによって味に慣れてきて、いつまででもしゃぶるようになります。この時期はまだ歯も萠出していないので、食べさせるのが目的ではなく、野菜の淡白な味で遊んでもらいます。スティック野菜は折れますので、持たせるときには、必ず付き添って見守る必要があります。このように早い時期から繰り返し野菜の味に親しませておくと、自然に野菜好きの子どもになります。

　野菜以外の味覚についても同様です。プレーンヨーグルトはすっぱく、赤ちゃんにとって苦手な味の一つです。はじめて与えるととても渋い顔をしてすぐ吐きだします。ここでお母さんがヨーグルトにお砂糖やジャムを入れてしまうと、甘いヨーグルトでないと食べなくなり、ヨーグルト本来の酸味は受けつけなくなります。しかし繰り返し与えますと、新たに体験した味に慣れ、徐々によろこんで食べるようになります。このような反復的な食体験によって、赤ちゃんはさまざまな味覚を知っていくのです。

　このようにはじめた味覚形成もいったん甘いもの好きになってしまいますと、野菜に代表される淡白な味のものは急に食べなくなることがよくあります。こうなりますと軌道修正が大変ですので、3歳までは甘いお菓子は遠ざけて、何でも食べられる味覚形成を優先させるべきではないでしょうか。

歯ブラシに慣れてもらう

　何でも口へ運ぶこの時期、赤ちゃんの機嫌がいいときに歯ブラシを持たせてみると何の抵抗もなく口へ入れます。歯を磨くのではなく、歯を磨く必要がでてきたときのために、本物の歯ブラシに慣らしておくのが目的です。歯ブラシも、ゴムタイプ、こん棒タイプ、リングタイプでなく、将来使うストレートハンドルナイロン毛が適しています。磨くのでなく、しゃぶっているだけなので、口のなかは傷つきませんが、持たせるときは野菜スティック同様、必ず付き添って見守る必要があります。

　意識して歯を磨くようになるのは、3歳以降で、それまでは食で歯を守るのです。

　　　　　　　　　　　　　　　　　　　　　　　今村智之

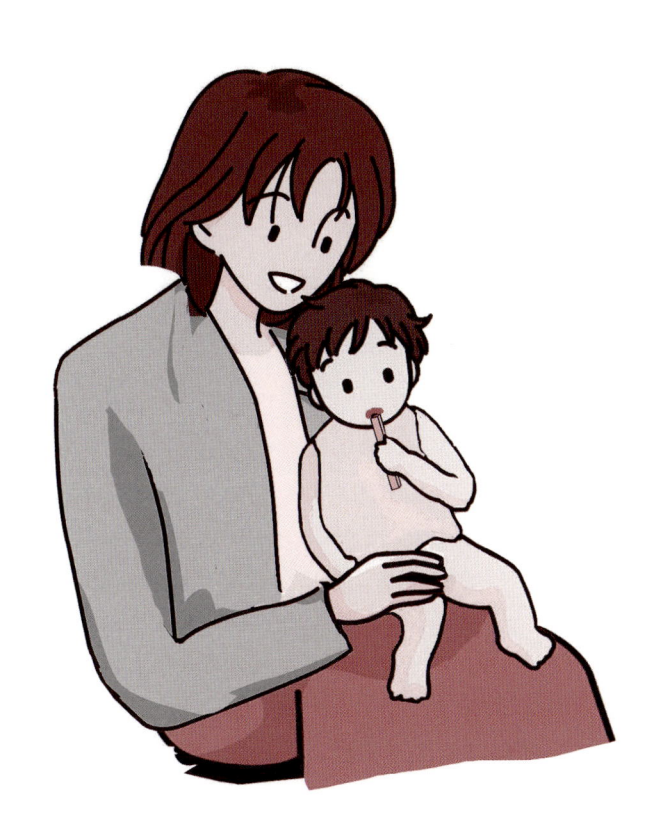

Ⅲ　味覚形成

砂糖が使われるようになった背景

光合成からショ糖が生まれる

　植物は葉緑体での光合成で、日光のエネルギーを糖に変え、その一部を脂肪やデンプンに変えています。植物種子の胚には、発育のエネルギーとして、この脂肪やデンプンが多量に蓄えられています。私たちはこれを食糧としているのです。光合成で作られた糖は、主にショ糖の形で細胞間を運搬されます。動物であればグルコースとして血管を通して運ばれますが、植物ではショ糖として葉から根の細胞まで運ばれ、エネルギーとして使われたり、他の代謝産物に変換されます。野菜を生でそのまま食べても甘く美味しく感じられるのはこのためです。

　動物にとって植物は貴重な栄養源ですが、動物に食べ尽くされては生き残れません。そこで植物がとった戦略は、光合成の2次化合物としての、タンニン、アルカロイド、フェノールなどの有毒物の生産です。しかし動物もそれらの有毒物を分解する微生物を胃や腸に持ち対抗しています。攻防の力が進化の力なのです。果実は動物に食べられて種子を散布してもらうため、甘い果肉で覆われています。動物に選んでもらえるように甘さやおいしさを競っています。野生のチンパンジーが食べた物を試食してチンパンジーの味の世界を分析した研究があります（西田利貞：新・動物の食に学ぶ、京都大学学術出版会）。葉や果実、髄などをチンパンジーの後を追って食べるのだそうです。結果として品目別では、純粋に甘いものはわずかで、苦いものは少なく、採食時間を加味しても季節ごとに変化している味覚世界が報告されています。植物からショ糖を抽出して溺れるのはヒトだけのようです。

産業革命の労働力を支えた砂糖

　料理に砂糖が使われるようになった経緯は、大航海時代のヨーロッパの香辛料ブームと関係があります（『食べる人類誌』早川

書房より)。当時、砂糖はコショウと同じ外来の調味料であり、食べ物を高級なものに変える東洋の調味料に分類されていました。新世界に移植されると、砂糖を入れたホットドリンクの味がヨーロッパで普及し、砂糖はたちまち海洋貿易の最重要商品になったのです。18世紀と19世紀のコーヒーの大ブームにのって、また18世紀のヨーロッパでは、チョコレートの地位が高まったため、チョコレートの消費は社会的文化の儀式や富のイメージと結びつき広がっていきました。1920年代以降、供給の拡大のおかげで、砂糖を入れた紅茶やコーヒーやココアは上流階級が独占する飲み物ではなくなり、プロレタリアの飢えを癒やす飲み物として産業革命の労働力を養ったのです。

　砂糖は地球規模の交易を促進して、同時に国家間の争を引き起こすほど人びとを魅了していきました。食べ過ぎは、からだにとってよくないといわれても、永い歴史をかけ人びとの生活にしみ込んでいったのです。上手に食べるといっても、難しいわけはここにもあります。いくところまでいかないと振り子は戻れません。タバコと同じ道を歩むのでしょうか。

丸森英史

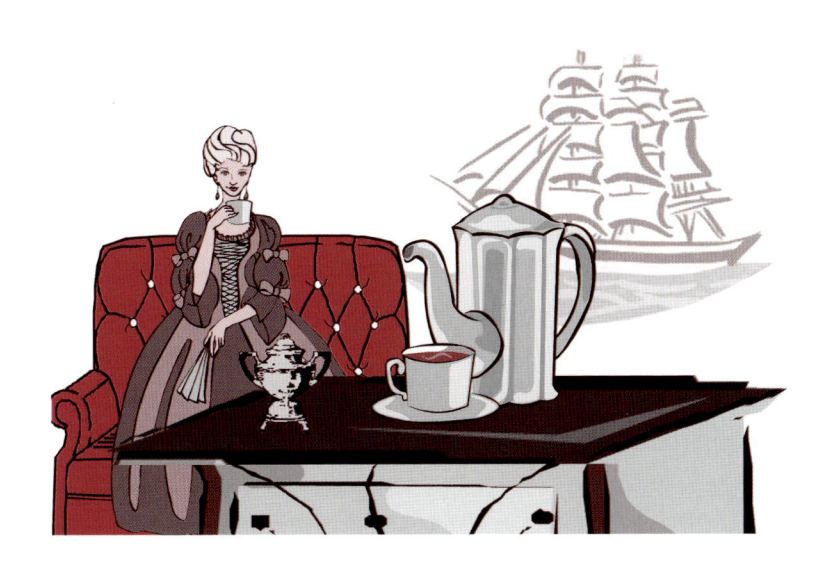

調理済み食品ばかり食べていると

食生活の乱れ

　　　　自分で調理しても、好きなものばかりに偏っては無意味です。コンビニを利用しても、バランスよく選ぶ能力があれば問題はありません。ポイントは「バランス」です。いま、物があふれ豊かになった反面、何をどう選ぶのか、考えなくてはいけない時代になりました。からだが健康であるためには、食生活を整えることが基本です。それが歯や歯周組織の健康にもつながってきます。

　　大学生の食生活調査でも「好きなものばかり」の傾向が報告されています。野菜不足で栄養のバランスが悪いインスタント食品やコンビニ食に偏り、こども時代からの好き嫌いが続き、甘いデザートが多い食習慣になっているようです。家事の体験が少ないことも災いしている実態も報告されています。お菓子が食事代わりになるのは、育った家庭環境が影響してるとも考えられています。

からだが求める味覚

　　　　食の基本である、主食、主菜、副菜を揃えて食事を構成するところから理解する必要があります。手軽な美味しさ、目で見る美味しさ、1口含んだだけでとろけるような美味しさ、これらは砂糖と脂肪の演出です。このような手軽で、わかりやすい美味しさは、脳に刺激が届きやすく仕組まれ作られた美味しさです。それが"やみつき"となり"食べ過ぎ"を招きます。結局からだに必要な栄養が不足し、「バランス」と「腹八分目」がくずれるのです。

　　ファーストフードやスナック菓子、手軽な飲み物は、売るために消費者がやみつきになる味を研究・開発しています。それとまったく違う美味しさが、運動後の1杯の水、お腹がぺこぺこのときのおにぎりの美味しさです。美味しさの原点です。

　　からだが求める味覚と食を復活させる必要があります。手軽な

美味しさの企業情報に踊らされないためにも、選ぶ知恵が必要です。幼少期にバランスのとれた食の体験があれば、復活は容易です。体験をへずに大人になった人は、食事の変化で体調がよくなることを体験する必要があります。むし歯も歯肉炎もその体験学習の機会にしたいものです。体調はよくなると「昔は体調が悪かったんだ」と気づくことが多いのです。明確に病気と認識できる前の「わずかな体調の悪さの繰り返し」は変化して初めて気づくものなのです。

　コンビニで食事を揃えるのにも主食、主菜、副菜を揃えて食事を構成する学習からはじめる必要があります。大学生になり、いままで親にまかせきりであった食が自己責任になるとき、調理能力の欠如、健康と食べものの関係を知らないことは致命的です。学習の機会を何とか作る必要がありそうです。　　　　丸森英史

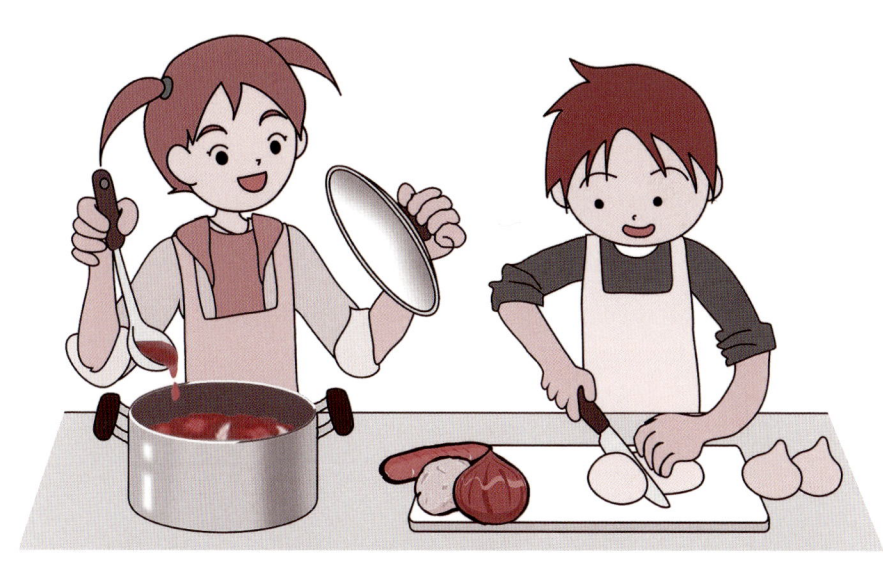

料理を覚えるのもたいせつ！

甘いものの罠

IV

好きなものだけ食べてはいけないの

偏った食事をするとからだに異変が起こる

　　　　人間は雑食性で哺乳類のなかで、もっとも多種類の食物を摂取する動物として知られています。人間の咀嚼器官や消化器官などの構造は、多種多様な食物を消化するのに都合のよいようにできているのです。人間は長い進化の歴史のなかで、植物性のものから炭水化物を、肉や魚からタンパク質をとるというように、食物を上手に選択することを学んできました。人間にとって、これだけを食べていればよいという食物は存在しないのです。

　　　　マゼランやコロンブスなど長い航海の乗組員たちのなかには新鮮な野菜や果物不足で、歯茎が腫れて食べられなくなったり、重い感染症で死ぬ人が続出したそうです。ビタミンC不足の壊血病や免疫力低下のためでした。『太平洋ひとりぼっち』の堀江謙一さんはこの点に留意してしっかり食物を準備したそうです。

　　　　食べようと思えば何でも手に入る現代ですが、一昔前の食物不足から起こった栄養失調が若者の間にちらほらみられるようになりました。インスタント食品や菓子、清涼飲料に偏った食生活をしている人たちにおかしな症状がみられ奇病かと思われたのです。若年性多発性神経炎と名づけられましたが、ビタミンB₁不足から起こるいわゆる脚気です。でんぷんや砂糖などを体内で円滑に代謝しエネルギー源にするには、ビタミンB₁が必要なのです。このビタミンは豚肉、豆類、緑黄色野菜など普通の食事をとっていれば簡単にとれます。この脚気事件は、好きなものに偏っていい加減な食事をすれば、身体に変調をきたすことを証明しました。

主食、主菜、副菜とスティックシュガー3本分のおやつ

　　　　食物は互いに密接にからみあって、その栄養効果を発揮します。主食（ごはん、パン、麺など）、主菜（肉、さかな、卵など）、副菜（野菜）を組み合わせて食べることが大原則です。そして、嗜

好品の砂糖などは、調味料としてとる分を除くと、スティックシュガー(8g)3本分にとどめておきたいものです。歯の健康ばかりでなく、からだの健康にとっても大切です。肥満には、脂肪と甘いものの摂り過ぎが大きく関与しています。"おやつは砂糖3本分"を実行すればメタボリック対策ともなります。　　　　　鈴木和子

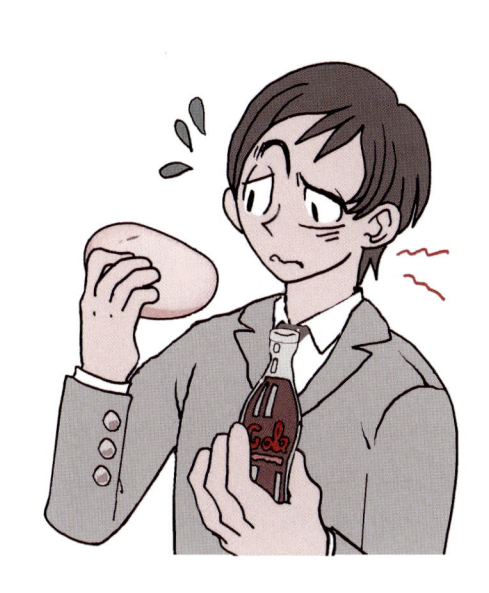

Ⅳ　甘いものの罠

お菓子箱は要注意

甘いものは別腹

　職場で社員同士のコミュニケーションをよくするために、お菓子箱を置くところが増えています。会社から配給を受けたり、出張のお土産をストックしたり、個人の選択で食べるならまだしも、世話好きの方が配って半強制的に食べさせているような話も聞きます。子どもたちの世界にも同じことが起きています。遊びにいくのにお菓子持参、公園でお菓子を配るお母さん。遊びがゲーム機であれば、ついつまみたくなります。確かに何かをつまみながらお話しすれば、話もはずむでしょうが、むし歯への危険は高まります。「たまにならいいだろう」が、いつしか習慣になり「ちょいちょい」になるのです。

　習慣になると、なめたり、飲んだり、甘いものを口のなかに入れる機会は意外に多いものです。わずかな糖分でも歯のまわりのバイオフィルムのなかでは酸が作られ、歯を溶かします。しばらくすると唾液のはたらきで中和されますが、食べている回数や時間が長いと、歯が酸性の環境に晒されている時間が長くなり、むし歯になる危険が増えていきます。ちょくちょく食べる、だらだら食べることの悪さはこのためです。

ストレス解消に甘いもの

　タバコを止めるために、口寂しさを紛らわすためにアメやガムを噛むことがよくあります。通勤中に電車のなかで1時間アメをなめている方もいるようです。運動中のスポーツ飲料にも糖分が入っており、運動後唾液がでにくいときにはかなり危険です。むし歯になりにくいと謳っている商品もありますが、量や回数が多くなれば危険です。のどが乾いたら水を飲む、食事の間は甘いものを食べないことが大事な点です。結局、3度の食事が乱されて、生活習慣病に一歩近づくことになります。

甘いものは、豊かな気持ちにさせるので、悪いことばかりではありません。美味しさは脳で実感するのですが、砂糖や脂肪を摂ると快感物質のβエンドルフィンやドーパミンが放出され「美味しい豊かな気持ち」になるといわれています。そしてもっと欲しいという欲求が生まれます。厳密にはショ糖に反応するのではなく、美味しさにより反応するといわれています。美味しさは、きわめて主観的なもので、甘いものに限らず過去の体験から「美味しそう」と感じるのです。ついでに「美味しそう」という意識は、ドーパミンを放出し、これが食欲を引きだします。さらにオレキシンは胃を活発に動かし、胃の内容物を腸に送り、また食べられるようになるのです。これが「甘いものは別腹」の仕組みといわれています。オレキシンは、1998年に柳沢正史らによって発見され、脳の視床下部で発現するペプチドで、摂食、睡眠、覚醒をコントロールしています。

　ストレス解消に甘いものに走ることも、故なきことではないのです。しかし別の方法で解決したいものです。甘いものはときどきの楽しみにして、節度を守り、上手につきあいたいものです。

丸森英史

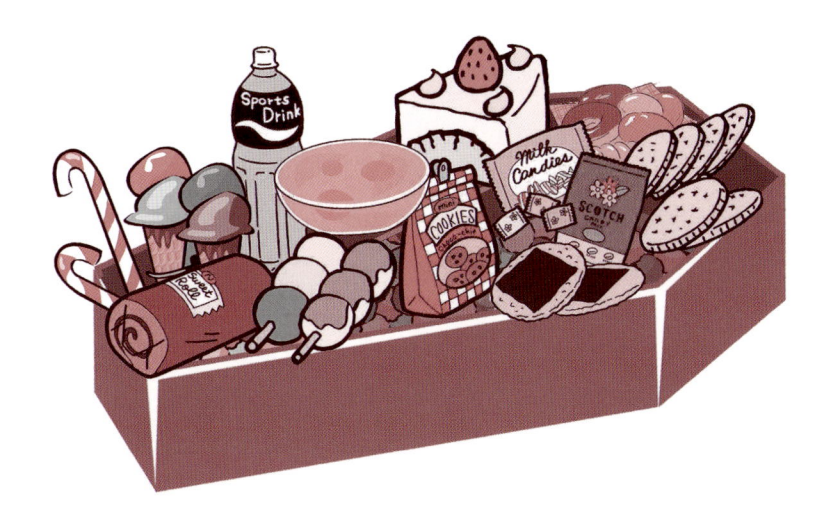

コーンシロップを知っていますか

日本人がかかわった異性化糖

　　　ハーバード大学公衆衛生大学院(ボストン)のSimin Liuらは、1909～1997年までの消費と食品構成内容と疾病発病率とを比較した研究を発表しています (Gross L S, Li L, Ford E A & Liu S: Am J Clin Nutr. 2004;79.774-779)。糖尿病の増加ともっともよく一致しているのは、脂肪あるいはタンパク質の消費ではなく、繊維消費量の減少とコーンシロップ消費量の増大という結果でした。コーンシロップは、加工食品の甘味料として現在広く用いられており、とうもろこしのでん粉を酵素あるいは酸で分解して作られるものです。ぶどう糖と果糖の割合で「ぶどう糖果糖液糖」、「果糖ぶどう糖液糖」、「高果糖液糖」と呼ばれ、3種の糖液の総称をコーンシロップと呼んでいます。

　　食品業界では、甘味料として、従来からあるサトウキビやサトウダイコン(甜菜)からとれる砂糖よりも多く使われています。コーンシロップは、いくつもの酵素を使った工程を経て生産されます。砂糖よりコストが安く液体なので輸送や取り扱いが容易なので、食品加工が簡便になりコストを削減できるのです。コーンシロップは、ソフトドリンクはじめ各種飲料、スナック菓子、ジャム、ケチャップなど広く使われています。実は、健康食品にもよく使われています。

　　この製法の原理は日本人が関わってるのです。第二次世界大戦後、国はサツマイモなどをでんぷん原料として買い上げ、ブドウ糖製造などに向けていましたが、それだけでは用途が限られています。甘さが砂糖の70％程度であり、食品素材としては魅力に欠けていました。そこで着目されたのが、ブドウ糖の果糖への変換だったのです。果糖は砂糖の150％の甘さをもちます。サツマイモでんぷんからつくったブドウ糖を一部果糖に変え、ブドウ糖・果糖の混合糖ができれば、砂糖の甘さをもつ安い甘味料がで

きることに注目したのです。これが「異性化糖」と呼ばれ昭和34年、当時の食糧研究所(現食品総合研究所)津村信蔵らによってはじめられました。

ソフトドリンクは中性脂肪値を上げる

　現在、多くの人にとってソフトドリンクの摂取が最大の食事性果糖源となっています。果糖は果物にもありますが、その量ははるかに少なく、他に多くの栄養素も含まれています。ほとんどのソフトドリンクは高果糖コーンシロップ(果糖約55％とブドウ糖45％の混合物)で甘味がつけられています。果糖は肝臓で代謝された後、ブドウ糖よりも脂質合成経路に入りやすいことがわかっています。中性脂肪値を上げるといわれています。果糖摂取に関連した動脈硬化誘発作用の程度をめぐっては議論が分かれていますが、お砂糖に変わる甘味料でも食べ過ぎはやはり問題を起こします。

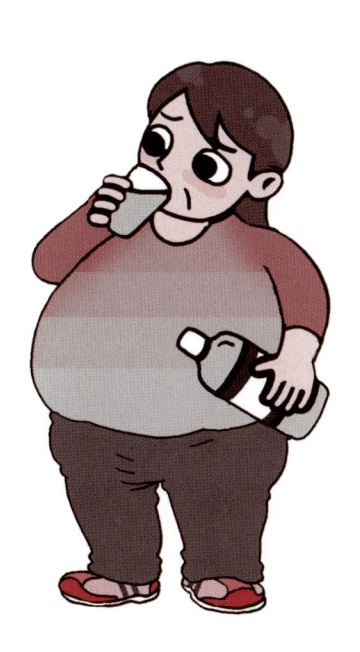

丸森英史

キシリトールの話

キシリトールの特徴

　歯の健康によい甘味料として、キシリトールは国民に広く浸透しています。キシリトールには、う蝕予防に適した次のような①〜⑤の生化学的特徴があります。

①野菜や果物など、自然界に分布する天然の5炭糖の糖アルコールであり、相対甘味度1、すなわち砂糖と同等の甘味を持っています。

②口腔細菌によって代謝されず、有機酸が産生されることはまったくありません。

　一方で糖アルコールは、腸内細菌も代謝できず、腸管の吸収も悪いために、概ね体重1kgあたり1g程度の摂取でお腹がゆるくなる場合があります。

　溶解するとき吸熱反応を起こすので、清涼感を伴います。キシリトールは、砂糖に匹敵する甘味で、唾液の分泌を刺激し、それによって口腔内のカルシウムや重炭酸塩が増大する結果、歯の脱灰防止と再石灰化促進作用が生じて、むし歯の発生を防止すると考えられています。

③キシリトールは、インスリン非依存的に代謝されるので、血糖値に影響しません。糖尿病患者も安心して摂取できます。しかしカロリーはスクロースの75%(3kcal/g)と、ダイエット甘味料とはとてもいえません。

④キシリトールは、ミュータンス連鎖球菌の糖質代謝を阻害する、いわゆる無益回路を回します。

　ミュータンス菌は、キシリトールを取り込むとリン酸化して、キシリトール5リン酸(X-5'P)にします。しかしミュータンス菌は、それ以降の代謝系を持たないので、菌体内に(X-5'P)が蓄積して糖代謝系酵素を阻害するのです。

⑤ FAO/WHO(共同食品規格委員会)より、『1日の許容摂取量

(ADI) を特定しない』という最も高い安全性を与えられています。

味覚習慣からみたキシリトール

　このようにキシリトールは、う蝕予防にとって好都合な素晴らしい甘味料といえます。しかし味覚形成においては、その推奨法、予防に使用する場面を注意深く検討する余地がありそうです。砂糖と同等の相対甘味度1の味覚をあえて乳歯列完成前の幼児に積極的に摂取させるのは、いかがなものでしょう。歯を傷めてしまう人とまったく同じ味覚習慣をつけてしまう恐れがあります。

　たとえば、乳幼児のう蝕予防では、ミュータンスレンサ球菌が感染する19か月から31か月の間のいわゆる"感染の窓"の時期に、乳幼児本人ではなく、母親など菌を伝播しやすい人を対象にキシリトールを用いるとよいかもしれません。う蝕予防のためには、スクロースは食事時に摂取し、食間にキシリトールなど機能性食品を摂取するといった、メリハリのついた食習慣が重要です。キシリトールの本質は酸を作らないこと、唾液の分泌を促すことで脱灰予防にはたらくことです。

武内博朗

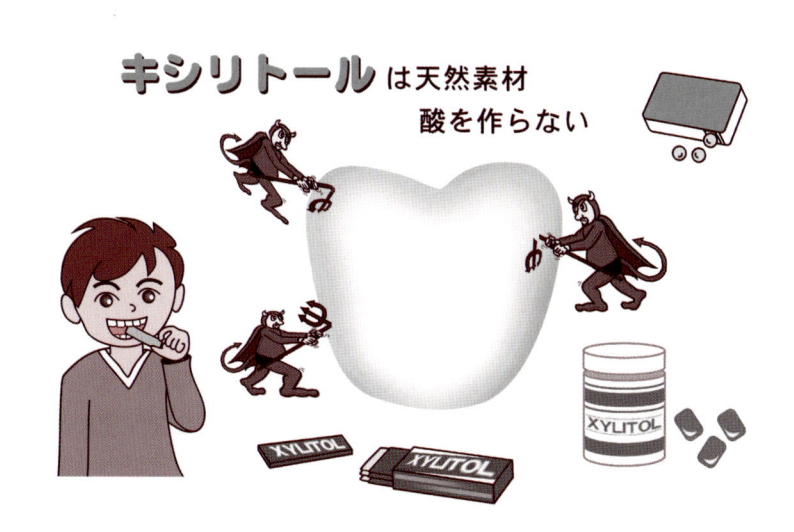

Ⅳ　甘いものの罠

果物なら健康にいいの

　国の食事バランスガイドによれば、1日の果物の推奨摂取量は、200gとされています。具体的には、りんご1個、みかん2個、バナナ1本程度でしょうか。果物には、ビタミン、ミネラル、食物繊維、そしてブドウ糖が含まれています。健康づくりにおおいに食卓にあげるべきでしょう。

　"果物が健康にいい"とされるのは、ビタミン、ミネラル、食物繊維、ファイトケミカルに負う部分であり、その一方で単糖類である果糖(フルクトース)を多量に含んでいることを忘れてはいけません。果糖は、ブドウ糖やデンプンと比較して中性脂肪に変わりやすく、体重増加を招きやすい糖質です。果物といえども摂取過剰に対する注意が必要なのです。

　果物のう蝕に対する影響は、どうでしょうか。砂糖(スクロース)菓子でないから安心とはいえません。結論からいいますと、健康にいい果物とはいえ、"過ぎたるは及ばざるがごとし"です。食べ過ぎ、とくに夜遅くデザートとして食べた場合、①果糖は中性脂肪に早変わり、②就寝直前の果物は、むし歯を作ってしまいます。とくに肥満傾向の方は、1日200gを限度として下さい。

　まず①を説明しましょう。多くの果物は、ブトウ糖(グルコース)、果糖(フルクトース)、ショ糖(スクロース)などの糖質を含んでおり、これらの組成は果物の種類によって異なります。腸管より吸収された果糖は肝臓に運ばれ、フルクトキナーゼ(酵素)によってフルクトース-1-リン酸となり、ここからブドウ糖の解糖系にはいります。フルクトースは、インスリンの影響を受けにくいので、果糖はブドウ糖より早く利用されます。

　糖質を消費量よりも過剰に摂取した場合、肝臓でトリグリセリド(中性脂肪)に変換、盛んに合成されてそれらを輸送するVLDL(very low density lipoprotein)の合成を促進します。VLDLは、別名超悪玉コレステロールといわれ、分子量が小さいために

血管壁に侵入しやすく、動脈硬化の原因となります。肥満につながると同時に、高脂血症になる恐れがあります。果糖は、肥満と2型糖尿病の原因なのです。

　とくに歯周病の患者さんは、肥満と歯周病が強く関連することから血管を傷害することにもなります。果糖は、砂糖よりも1.5倍甘いため過剰摂取しやすいので、習慣を是正すべきです。

　次に②を説明します。確かにサトウキビを筆頭に、一般に果物にも砂糖が含まれていますから、細菌に代謝され、バイオフィルム合成と有機酸の産生が行われます。就寝後は、唾液の分泌が減少するため夜食の果物は、健康にいいどころかむしろ悪い生活習慣といえるでしょう。

　甘党の人は、砂糖がダイエットとむし歯予防の観点から健康によくないことを知っています。そこで天然の果物ならば健康にいいと考え、にわか果物マニアに転向している方が多いようです。こうした知識がないと、知らないうちに脂肪肝、高血糖、動脈硬化などを起こしている恐れのあることを伝えてあげましょう。

武内博朗

表　主なファイトケミカル。

ポリフェノール群 (植物の光合成時に生成／抗酸化物質として高血圧、動脈硬化、脳血管障害などを予防)	フラボノイド	イソフラボン	大豆
		アントシアニン	ブルーベリー、紫いも、ぶどう
		カテキン	緑茶、りんご
	非フラボノイド	リグナン類	ごま
		クロロゲン酸	さつまいも、ごぼう
		タンニン類	茶、しそ、よもぎ
		クルクミン	ウコン
硫黄化合物群 (辛味成分／解毒作用・発ガン抑制)	イソチオシアネート類	スルフォラファン	ブロッコリーの新芽、キャベツ
		アリルイソチオシアネート	わさび
	システインスルホキシド類	メチルシステインスルホキシド	ねぎ、にんにく
カロチノイド群 (赤・黄色の色素／強い抗酸化作用、発ガン抑制)	カロチン類	β-カロテン	にんじん、かぼちゃ
		β-クリプトキサンチン	みかん
		リコピン	トマト、すいか
	カロチン類	カプサンチン	赤ピーマン、とうがらし
		ルテイン	ほうれん草、ケール、ブロッコリー

スポーツ飲料には甘味料がいっぱい

スポーツ飲料は健康的？

　スポーツ飲料の糖分は、普通の炭酸飲料などに比べれば少ないとはいえ、500mL のペットボトルでスティックシュガー（8g 入り）4 本分です。水代わりにがぶがぶ飲んでいいものではありません。酷暑の建築現場に「熱中症に注意」と大きく書かれ、水、塩、スポーツ飲料とありました。このような特殊な場合や小児科医から、子どもの下痢の治療と考えて飲ませるように指示されたときなどは別です。非常時だから指示があったので、子どもたちにも「病気がよくなったら今までどおりの水にしようね」と話しています。糖尿病の患者さんで血糖値がなかなか下がらないので、担当医がくわしく聞いたところ、スポーツ飲料には糖分は入っていないと思って安心して多飲していたそうです。

ジュースも野菜ジュースも糖分がいっぱい

　ジュース類は、食品成分表によると果実類に分類されます。オレンジジュースやりんごジュースを飲むことは、みかんやりんごを食べたのとおなじ扱いになります。非常に気になることは、糖分量がコーラ類や缶コーヒーなどの嗜好飲料と同等あるいはそれ以上あり、同じような手軽さで飲用されている実態です。

　2007 年 3 月に公表された「授乳・離乳の支援ガイド」によると離乳前の果汁 (ジュース) は必要ないことが明記されました。また乳児期以降も果汁の過剰摂取が乳汁の摂取量に影響し、低栄養や発育障害との関係が心配され、栄養学的意義は認められないと記述されました。

　野菜ジュースの表示をよく読むと、大部分は果実、野菜ミックスジュースと書いてあります。果実ジュースの甘さのおかげで、野菜嫌いの子どもでも喜んで飲むのです。繊維のある野菜をよく噛んで食べることは、唾液の分泌を促し、季節の味を実感できる

など歯のため、からだのために大事なことです。ジュースにするとこの繊維が取り除かれてしまいます。大人からの上手な投げかけがあれば、幼児も喜んで野菜を食べます。本物の野菜を食べられるように育てたいものです。

水分補給には水や麦茶

"のどが渇いたら水を飲もう"と子どもたちに呼びかけています。暑いときは、水道水を冷やして飲むとよいでしょう。おいしいし、冷たい方が吸収もよいからです。糖分など余計なものが入っていないものが一番です。お茶類はカフェインが入っているので、子どもたちには、水が1番、麦茶が2番と教えています。

鈴木和子

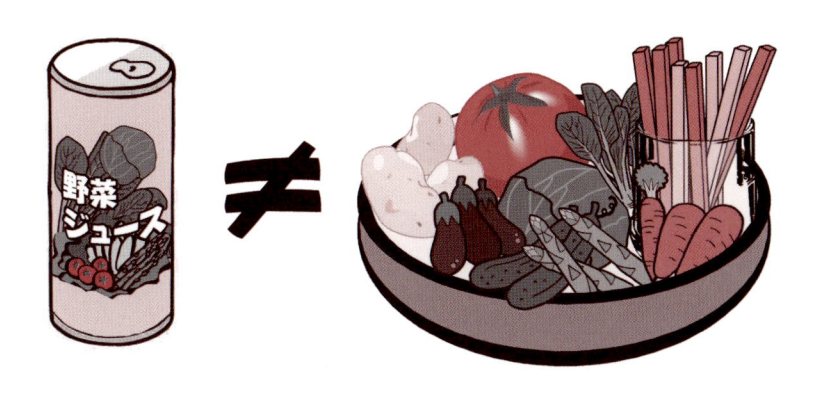

生活習慣の何が歯科の病と繋がるのか

食のリズム

食欲をコントロールするホルモン

　お腹がすいて食事をしたり、満腹感で食事をやめたり、その指令は脳が行っています。脳は、体のなかのエネルギーバランスをモニターしながら、食欲をコントロールしているのです。目や鼻から美味しそうな情報が入りますが、臭いの情報がまず大脳に伝えられ食欲を起こします。一方で血管や神経から届く情報でもコントロールを受けています。

　目の前にある美味しそうなものをみて食欲を刺激されるのは、毎日の体験からわかりますが、内臓などからだの内部からの情報は、どのようにはたらいているのでしょうか。1999 年に児島将康らによって発見されたグレリンは、胃の内分泌細胞で作られ、いまのところ消化器由来の唯一のペプチドホルモンといわれています。この作用で食欲がでてくるのです。お腹がすくと分泌が高まり、満腹になると下がり、次の食事に向けてまた立ち上がっていくリズムをもっています。まだ詳細は不明なホルモンですが、食事のサイクルに同期して増減しています。おそらく胃が摂食の準備ができたと脳に伝えてるからだといわれています。

　1 日中もぐもぐ食べている羊に、決まったサイクルで餌を与えるように訓練すると、そのサイクルにグレリンの分泌が同期してきます。自由に食べさせていると、グレリンは低濃度で一定していると報告されています。規則正しく食事をとっていると、グレリンが食事のタイミングに合わせて、食欲をコントロールするようになると考えられています。摂食の体内時計のリズムを刻んでいるのです。

　グレリンのもう一つの重要なはたらきに、成長ホルモンの刺激作用があります。成長やからだ作りへ積極的に関わっているのです。規則正しい食事サイクルで、グレリンの分泌が盛んになると、成長ホルモンも分泌が盛んになり、これから胃に入ってくる栄養

を効率よく取り込みます。進化で得た戦略でしょうか。

　2004年、スタンフォード大学の研究で睡眠時間が短いと、グレリンが増え、食欲を抑えるレプチンの量が減ると報告されました。1,000人規模のコホート研究の結果で、睡眠不足が肥満の一因になる可能性が示されたのです。2005年には健康な男子12人を対象に、1晩4時間という睡眠制限を与えると、レプチンは減少し、グレリンは増大し、食欲が23％増えるという報告がされました。しかも炭水化物が多く、カロリーの高い食品を食べたくなる傾向が見られました。夜更かしの寝不足は、甘いものの過食を招くようです。

　テキサス大学の柳沢正史らは、マウスの実験で、昼間に時間を区切って食事を与えると、そのリズムが体内時計として脳のなかに刻まれることを発見しました。本来は夜行性の行動パターンが、食事によって作られた「腹時計」に乗っとられるわけです。睡眠や食事といった生活リズムは、からだに体内時計として刻み込まれ、多様な影響をからだに与えているようです。

　　　　　　　　　　　　　　　　　　　　　　　丸森英史

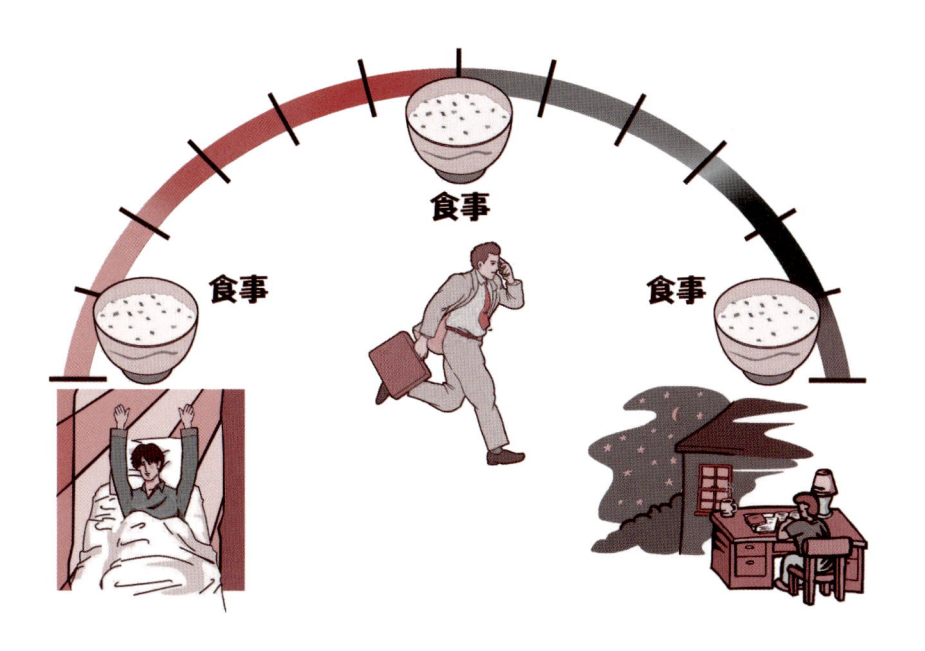

Ｖ　生活習慣の何が歯科の病と繋がるのか

107

消化のリズム
食べる時間帯によって変化する体内貯蓄量

過剰なエネルギーはBMAL1が脂肪として蓄える

　私たちのからだのなかにはBMAL1というタンパク質があり、これは体内時計を調節する働きを担っています。夜間に増えて朝日を浴びて減る特徴があり、DNAに結合して時間遺伝子を作るのですが、増えると脂肪を溜めやすく、減ると脂肪を溜めにくくする特徴があります。脂肪細胞分化とともにBMAL1の発現量が増加するのです。結果的にBMAL1が脂肪を蓄積するシグナルをだし、脂肪細胞に大量に分化して巨大化することによって、BMAL1が増えることが明らかになってきました。

　BMAL1の量は、1日のうち午後10時から午前2時ごろが最高で、最も少ない午後3時ごろの約20倍に達するといわれています。これを研究してきた榛葉繁紀博士(日大)によれば、生体内でBMAL 1が夜間に増えるのは、昼間に消費したエネルギーを補充するためです。生活が夜型になり、夜間にとられた過剰なエネルギーは、BMAL1によって脂肪として蓄えられるため、現代人の肥満に結びついていると指摘しています。「夜食は太る」ということは、この研究からもわかります。BMAL1は、下等生物から高等生物間でみられる遺伝子で、生物の基本的な機構なのでしょう。体内時計の狂いが、さまざまな病態を作るようです。補食とエネルギーの蓄え、睡眠は生物の生存にとって大事な基本的なメカニズムのようです。

　夜間摂食症候群という、総摂取カロリーの半分以上を夜にとってしまう食生活パターンがあります。午前中の食欲低下、夜間過食、不眠そして内分泌学的特徴として、メラトニン、レプチンの低下が特徴とされています。欧米では肥満患者の15％、正常体重者でも0.4％が罹患しているのではといわれています。

　肥満や抑うつ症状と関連しており、夜間生活をして朝食を抜く生活パターンを実践すると、メラトニン分泌の概日リズムが夜間

摂食症候群と同じように乱れることが報告されています。生活のリズムは、睡眠や摂食のパターンにも影響を与えているのです。前項で紹介した食欲をコントロールする脳内ホルモンのオレキシンも、摂食調節のほかに睡眠、覚醒などの精神活動に関わっていることがわかってきました。オレキシンが作られないと、ナルコプシーという睡眠障害を引き起します。突然、日中でも脱力して眠ったようになる病気です。またオレキシンが減ると、食が細くなりますが、代謝も低下して結果的に太ってしまいます。またオレキシンが増えますと、食が太くなる一方で、代謝も増えて結果的にやせることも実験的に解明されてきました。これが「やせの大食い」と説明されています。

　このように複数の物質が相互に影響して、体調を支えているのです。食欲、睡眠、覚醒の1日での変化は、「光同期性クロック」と「食餌同期性クロック」とによってコントロールされています。リズムを整えるのは、生物にとって基本的に大事なことであると改めて認識する必要がありそうです。　　　　　　　　　丸森英史

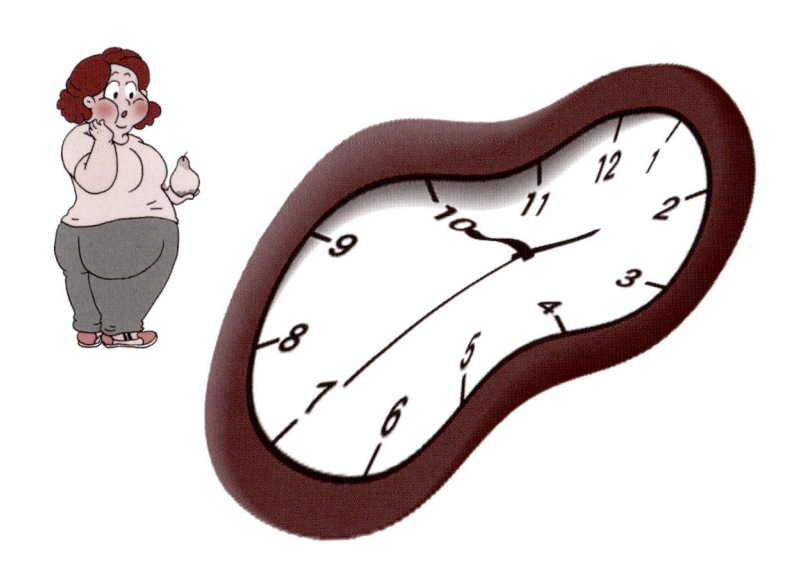

プラークバイオフィルムって何

口腔バイオフィルム

　しこう＝歯垢のことを英語では：Dental Plaque といいますが、この単語ができた時代にはまだ「バイオフィルム(微生物の膜)」という概念がありませんでした。

　私は、歯垢について患者さんにお話するとき、「これは食べかすではなくて、細菌が自分たちの周囲に独自に作りだしたネバネバした物質なのです」と話し関心を引くようにしています。セルフケアの指導でも、落そうとするターゲットが"単なる汚れ"とするか、その正体を明らかにするかで取り組みが違ってくるはずです。一般的に微生物は、液体のなかを単独で泳いでいる状態よりも、固層物質の表面に付着して、足場を確保する性質を持っています。

　足場を確保すると、バイオフィルム合成遺伝子のスイッチがONになり、グルカンやグリコカリックなど多糖類でできたネバネバした粘性のあるゲルを盛んに合成し、そのなかに異種類の細菌群が一定の条件にしたがって定着、増殖して一大複合体を形成し、バイオフィルム社会ができあがるのです。

　口腔には約500種類を超える細菌種が定着しています。彼らは、義歯や歯面などの固層面に層状(フィルム状)に強固に付着しており、そのシェルターの下では、薬剤や免疫機構から保護された細菌が、増殖に適した環境を手に入れているのです。

　口腔バイオフィルムは、全身疾患への引き金にもなります。たとえば要介護者におけるバイオフィルムの細菌をともなった唾液が誤って肺に落下することで引き起こす誤嚥性肺炎や、歯周炎による口腔内バイオフィルムの細菌、成分などが血管内に侵入して、循環器系に悪影響をおよぼすことなどです。さらには細菌由来のLPS(毒素)によって、不都合なサイトカインが誘導されて、骨粗しょう症や糖尿病にまで関連していることが、科学論文で多数

報告されています。

食べものとバイオフィルム

　食品や料理によっては、口のなかが汚れやすいもの、いい換えますと口腔の生理的自浄作用が働きにくいものが確かにあるのです。食育を推進する立場にある歯科医師は、是非とも知っておきたいことです。

　エネルギーが高いもの、繊維質を含まないもの、粉類から作られたもの、発酵食品、粘着性食品などがそうです。具体例をあげますと、砂糖含有食品では、あめ玉が筆頭です。寿司のシャリは、酢飯に砂糖を加えており、大変口のなかが汚れやすいのです。べとつくチーズも微生物の栄養となって、タンパク質を餌とする菌群を勢いづかせるでしょう。ビスケット、クッキーなど粉から作られた食品、マーガリンとかグルテンを添加したパンもどきなども要注意です。極めつけは、経管栄養に用いる缶入り流動食です。口腔外科の手術後に処方しますが、アミノ酸、タンパク質、糖質、ビタミンに富んだ高カロリー溶液が、不適合マージンの隙間や、歯周ポケット、舌乳頭の隙間のデッドスペースにくまなくゆきわたり、細菌を培養する液体培地となってしまうのです。イメージするだけでも辛くなってくる話です。反対に口のなかが清潔になりやすい食品は野菜です。繊維質の多い穀物もよいでしょう。

　歯ごたえのある肉も大いに結構です。これらを食べるには、それなりの咀嚼能力が必要ですので、歯のよい人はますますよく、悪い人はますます悪くという悪循環になることも事実です。適切なプラークコントロールと口を不潔にしない食品の知識が大切です。

やっぱりブラッシング

　ブラッシングや歯科医院における専門的なケアをくり返すと、唾液成分に結合できる球菌群が増加し、反面、自力では歯面に結合できない桿菌が減っていきます。よい常在菌を育て、悪い菌を排除するのが、プラークコントロールの真髄です。　　　武内博朗

Ⅴ　生活習慣の何が歯科の病と繋がるのか

111

肥満と歯周病
いまホットな話題

歯周組織炎症に関与する TNF-α

　肥満は、多くの生活習慣病と関連しているといわれるようになりました。最近では、歯周炎にも関連することが報告されています。、体格指数 (body mass index;BMI) が高いほど歯周炎の有病率が高いことが報告されています (Saito T, Shimazaki Y, Sakamoto M: Obesity and periodontitis. N Engl J Med.1998: 339 ; 482-483)。肥満が直接歯周炎の病態に影響を与えるかは、まだ研究途上ですが、脂肪組織が作る TNF-α が血流を介して歯周組織の炎症に関与している可能性が指摘されています。

　欧米では摂取エネルギーのなかで脂質の割合が約40％と高いため、生活習慣病が日本よりも早くから問題視されてきました。そこで糖質が高く、脂質の少ない食事を推奨しており、その点日本食が理想的な食事として勧められています。典型的なアメリカの食事の場合、だいたい50％のエネルギー源は炭水化物からとられていると報告されています。それに比較して後進国では、全エネルギー源の85％を炭水化物からとっています。典型的なアメリカ人の食事は砂糖類の消費、とくにコーンシロップなどの人工的甘味料が増加しています。一方、多糖類の消費が減少して、それにしたがってタンパクと脂肪の消費量が増加しているという大きな変化があると報告されています。そして、その食生活の変化が肥満、心臓病、ガン、胃腸器系の病気と関連があるといわれています。

日本人は内臓脂肪型の肥満になりやすい

　過去に理想的として紹介された日本でも、現在は高脂質化が進んでいます。2001年度の国民栄養調査での脂質エネルギー比 (エネルギー摂取量に占める脂質からのエネルギー割合) は、適正比率とされる25％を上回っています。しかも糖質も清涼飲料水な

どに含まれるブドウ糖や果糖といった単糖類が占める割合が多くなっているのです。砂糖などの単糖類は、でんぷんなどの多糖類に比べて消化吸収が速く、肥満増加の一因として指摘されています。さらに通勤や家事などで、ごく自然に消費されていたエネルギー量が減っているため、消費カロリー量が全体的に減っているのも大きな要因となっているのです。

　日本人はインスリン分泌能力が欧米人に比べ弱いので、内臓脂肪型の肥満になりやすく、増えた内臓脂肪組織から生活習慣病の原因となるホルモンやサイトカインが分泌されます。その結果、肥満や動脈硬化あるいはある種のガンの発生へと関連づけられていく可能性も指摘されています。「生活習慣病とは、糖尿病を中心とした一つの病気です。なぜなら軽い糖尿病患者に、軽度の高血圧、軽度の肥満、軽度の高脂血症、などの悪い仲間たちが勢揃いしていて、動脈硬化症が進展していることを多く経験するからです」と指摘されています。歯周病と動脈硬化症が絡んでいる可能性が指摘されている現在、食事指導が口腔から全身の健康への広がりが期待されるところでしょう。　　　　　　　　　　丸森英史

BMI（体格指数）が高いほど歯周炎の有病率は高い

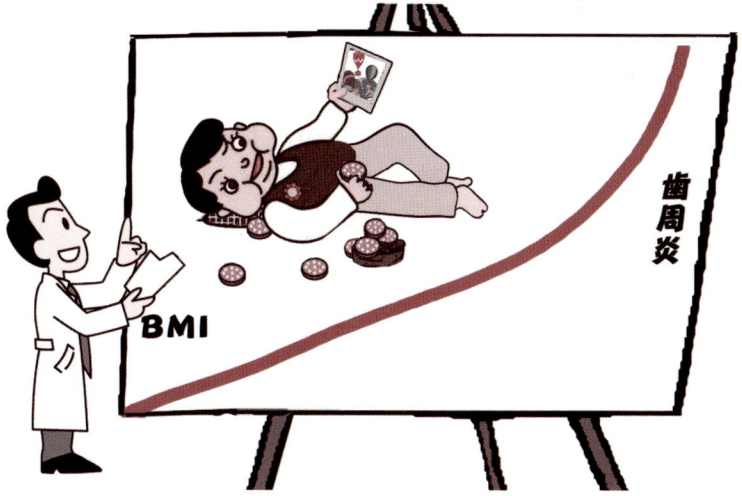

食事と歯肉の微小循環

食事の変化で変わる歯肉の色調

　ポケット内の歯周病原菌による炎症はポケット内にとどまらず歯槽粘膜から付着歯肉を含めた部分に浮腫を起こして、「赤黒く腫れている」という表現がぴったりあてはまる状態になります。鬱血や充血がそのような臨床症状を起こしているのでしょう。特徴的な変化であるこの色調は上皮の厚さ、角化の度合いメラニン色素の量、下層の結合組織中の毛細血管の拡張度や密度が左右しているといわれています（『Ten Cate 口腔組織学』P.449、医歯薬出版）。この毛細血管網は、上皮直下の粘膜固有層で、ヘアピン形の血管係蹄として上皮に向けて入り込んでいるのです。歯周炎の進展にしたがって、この毛細血管の拡張や増加が起きるのです（野坂洋一郎『歯齦の微細血管の分布とその動態』）。透過性が亢進し、浮腫の状態になり、歯肉の色調の変化としてみられます（図）。この色調の変化は、食事の変化につれ変わることは臨床でよく体験します。

　高血糖による末梢の循環障害は、糖尿病の病態としてよく調べられています。それによれば糖尿病患者における血糖コントロールの不良が、口腔粘膜の微小循環に影響を与え細小血管症を起こし、初期には血管が拡張する所見が特徴的です。合併症が進むにつれ係蹄数が減少し、低酸素状態になると推測されています（森本光明「糖尿病患者口腔粘膜における微小循環異常に関する研究」歯科学報、1997）。糖尿病に限らず生活習慣病に結びつく肥満、高血圧、高血糖、高脂血は過剰栄養が素地を作り、脳卒中、心臓病、糖尿病に発展することが多いのです。とくに甘いものの過食は、高血糖を招きやすく、肥満から糖尿病に至る経路も研究されています（門脇孝ら「肥満2型糖尿病の治療と生活指導」プラクティス、2001：18-1）。さらに歯肉の色調の変化は、顔色と同じように体調による変化をも反映しているようです。顔面領域の血

管は、副交感神経支配が優位であるという知見はこれを裏づけるものです(刈田啓史郎「口腔における血流のメカニズム2／副交感神経性血管拡張」展望、1999)。

　このように食事内容の貧困さや偏りが、微小循環系に影響を与えていることは十分に考えられ、微小循環系にその機能が担われている歯肉や歯槽粘膜は、糖尿病の合併症である腎症、網膜症と同じような細小血管症が起きていることが考えられるのです。肥満は、全身的な慢性炎症の状態にあるといわれています。それによるmicroinflammationが病態の根底にあると指摘されています。そして糖尿病などの病的領域になる前の境界領域で、すでに口腔粘膜に変化がでている可能性があるのです。　　　　　　　丸森英史

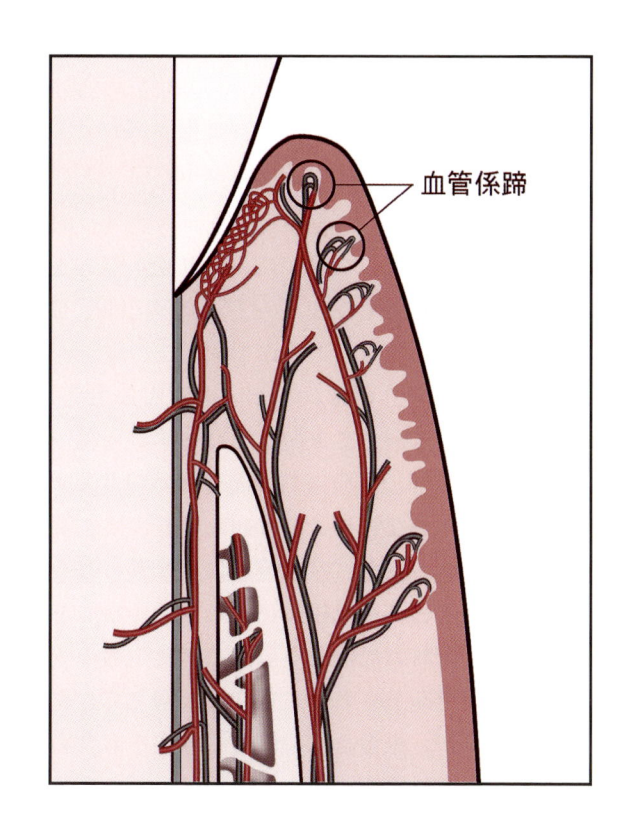

血管係蹄

食生活の改善でう蝕と歯周病は管理できる

歯科治療をきっかけに食生活の改善

　人生も半分を過ぎると、からだの問題を抱えることが多くなります。口腔に多くの処置がしてあったり、これから処置が必要なときは、問題は口腔だけにかぎらないことも多いのです。40代前後で高血圧や高血糖、高脂血症など生活習慣病を抱えていることも稀ではありません。すでに病院で治療を受けていることも多く、そのことを歯科治療の際に情報として伝えてくれる方もいますが、「歯の治療には必要ないだろう。また説教されるだけだ」と、故意ではないにしても情報を伝えてくれない患者さんもいます。もちろん、その情報がなくてもむし歯が治せないわけではありませんし、ポケットをきれいにすることで、ひとまず歯周病を改善することはできます。しかし治療の効果は一時的なものです。生活にまで患者さんの意識が向いたときには、歯肉の改善がめざましくなり、疾患の再発が少ないことはよく経験します。

　高血圧、高脂血症、上半身肥満、耐糖障害は「死の四重奏」または「惜しまれてぽっくり死」などと呼ばれて（平尾紘一『歯周治療のストラテジー』医歯薬出版、2002）、その根本は肥満などの生活習慣にあるのです。この4つが揃うとかなり事態は深刻です。歯科を訪れる40～50代の患者さんは、このなかの1つや2つを抱えて来院しています。仕事一途にからだを酷使してきた方でも、健康に対する価値観は年齢によって変わることが多く、肉体的な節目は必ず訪れてきます。根深い偏った生活習慣が絡んでいるときには、簡単には改善しませんが、歯科医院での食事指導もこれらを視野に入れて関わることが必要です。

　歯科の治療をきっかけに食生活の改善に取り組み、からだの健康を向上された患者さんが増えてきました。歯科における保健指導が、患者さんの健康や家族をも含めた生活改善につながるような歯科医療の深まりを期待したいものです。

10代は思春期を挟み気持ちもからだも揺れる時期です。親の保護から離れ独り立ちする大事な成長期です。子どもの成長を願い、よかれと思ってやってきた親の関わりを何となく疎ましく思う時期でもあります。どうしようもない不安定さを併せ持つそんな時期です。

いわれればいわれるほどやりたくなくなるブラッシング、わかってはいてもついつい溺れる甘いもの。若者の指導に難しさを感じる診療室の現場です。

若者を取り巻く環境は年々変化して複雑に動いています。勉強のストレス、親子、友人関係の混沌さ、そのようななか食事でストレスを解消するのは大人ばかりではありません。10代の患者さんは、まさにその渦中にいるのです。そのストレス解消が、いつしか生活習慣になってしまうのです。甘いもの好きに育てられたなら、なおさらです。10代のむし歯や歯肉炎は、そんな生活習慣の問題が重なってきます。歯周病やう蝕は多くの慢性疾患と同じで、生涯にわたる自己管理で予防できるものなのです。ブラッシングと食生活の改善がその柱となるのです。　　　　　丸森英史

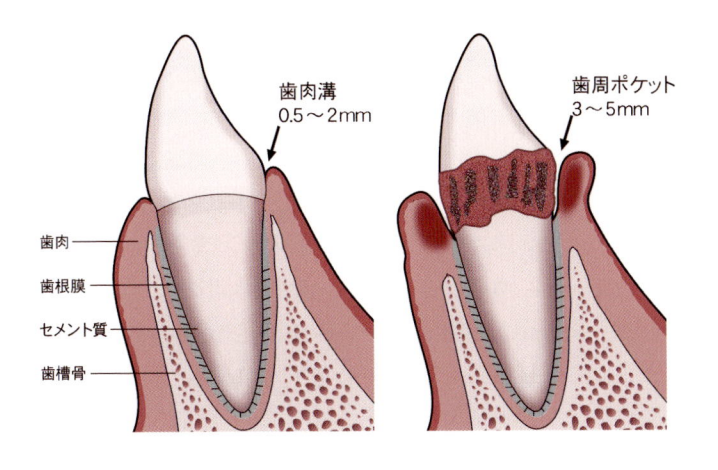

Ⅴ　生活習慣の何が歯科の病と繋がるのか

歯肉溝
0.5〜2mm

歯周ポケット
3〜5mm

歯肉
歯根膜
セメント質
歯槽骨

ブラッシングを教えるのは親の役目

生活のリズムを整える

　「甘いものは歯によくない」、「よく歯を磨きなさい」昔からいわれ続けてきたこの教えは、いまでも大切なことなのです。研究が進むにつれ、この言葉の持つ意味が深められてきたといってもよいでしょう。日本でも、むし歯の少ない時期があったのです。第二次世界大戦の末期、日本での砂糖消費量はゼロに近いところまで減少しましたが、戦後すぐに回復し、むし歯罹患率も同じような減少と増加をたどりました。むし歯予防にフッ素が多用されている地域では、これほど砂糖とむし歯の発生に強い相関がみられないといわれています。しかし、むし歯は何とかしのいでも、食べ過ぎはやがて問題を起こします。いま世界の多くの国では砂糖と脂肪の食べ過ぎは、将来の生活習慣病の下地になると大きな問題になっています。

　食事はリズムが大事です。基本は朝食を食べることです。そうすれば、昼まで食べずに活動ができます。活動するからお腹がすき、昼食もしっかり食べられるのです。このお腹がすくことが大切なのです。しっかり食べて、次の食事時間にはお腹がすくというリズムを育てるのが、子ども期の大事な習慣と考えています。そして、本当に美味しいものにふれることです。甘くないと美味しいと思わない味覚を治すことです。それが、甘いものに溺れない食生活を身につける大事なポイントになります。口寂しさや、調子で食べていると、ちょっとしたお菓子が口に入る機会が多くなり、だらだら食べに繋がります。すると知らないうちに歯垢をため込み、それにむし歯菌が溜まり、酸が蓄積されると歯が解け、むし歯となるのです。部活の間に水代わりに飲むスポーツドリンクも、知らずに摂る砂糖の供給源です。このことはクラブ活動でむし歯になるリスクを生んでいることがわかります。むし歯をつくる生活習慣の背景として、「部活むし歯」、塾の行き帰りに甘い

お菓子、そして疲れてそのまま就寝「塾むし歯」、ゲームをしながらスナックをぽりぽり「夜更かしむし歯」、新作デザートに飛びつく「コンビニむし歯」などなど、子どもたちを取り巻く環境はむし歯作りにさらされています。

　歯の健康の基本は「食」です。それプラス、歯ブラシなのです。まずは３度の食事をしっかりとるリズムと、ご飯などの主食と肉、魚、大豆などの主菜と、野菜・海藻などの副菜をバランスよく摂ることです。お菓子は楽しみに１日１回程度、量も軽く片手に乗る程度、それがお砂糖の目安です。歯ブラシは１日１回でも上手に磨けばよいのですが、汚れをとる極意は「汚れをためないこと」です。そのためには毎食後、簡単でもよいですからブラッシングすることがベストです。そして夜寝る前にとくにしっかり磨くことが大切です。寝ている間は唾液の分泌も少なくなり、わずかな糖分が残っていても影響は大きいのです。

　結局、生活のリズムを整えることにつきるようです。ブラッシングはそのリズムをつくる大事な手段なのです。　　　　丸森英史

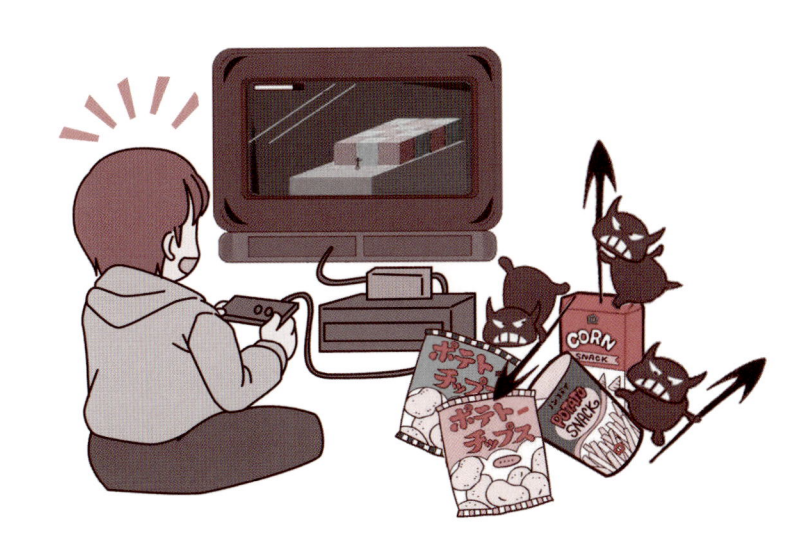

味覚(食事)を科学する

VI

味の5つの基本

酸、塩、甘、苦、うま味の5つのセンサー

　味覚は、本来食を楽しむためにあるのではないのです。生命を維持し、必要な栄養を摂取し、エネルギーのインプット、アウトプットのバランスをとりつつ、からだの恒常性を維持する大事なセンサーなのです。

　からだにとって好ましいものを摂取して、危険なものは吐きだす、それが自然にうまくできなければ、生物が進化することはできません。センサーの味覚には、酸、塩、甘、苦、うま味の5つがあります。糖が引き起こす甘みは、それがからだに必要なエネルギーを取り込める食物であることを知らせます。甘み、うま味、塩味はからだにとって必要な物質が含まれていることを知らせます。とくにうま味の認知は、タンパク質を摂取したことを知らせる重要な情報です。咀嚼により唾液中に食物から遊離したグルタミン酸、イノシン酸などが核酸関連物質と混ざり、相乗作用によりうま味を引きだし、満足感をあたえ食事を促すのです。日本の食文化で発見された「うま味」は、英語でも"umami"と表現され、国際的にも基本味として認められています。

　酸味、苦味は、腐敗物や毒物と認識されますが、学習により発酵食品や、酢のものも食べられるようになります。

　味蕾は妊娠3か月ごろの胎児のときに作られるといわれています。母親の血液中グルコース量は、食事内容で変化し羊水にも反映されますので、胎児はこれを味の変化として受け止めているようです。出産後、母乳によりすべての栄養を得ますが、離乳期から食べるものの範囲が広がってきます。母乳のもつうま味や甘味以外の味を学習を通して慣れ親しんでいきます。

　味覚は、単に味を識別するだけでなく、その後の消化吸収が順調にいくようにシグナルを送っています。ラットの実験では、サッカリンを甘みとして認めると、膵臓よりインスリンが分泌されて

きますが、腸で吸収されず血糖値も上がりません。そのうちサッカリンとグルコースの違いを学習するようになり、サッカリンを好まなくなってきます。内臓感覚にしたがって食物を選択するのです。人間が失った感覚でしょうか。

　タンパク質を含まないうま味を添加した飼料を与えると、うま味刺激で一時的に体熱産生が起きますが、タンパク質の異化作用で生ずる本来の体熱産生ができず、結局、低くなります。味覚に始まる化学的刺激は脳に入力され、これから生ずる消化吸収、代謝調節の準備をはじめます。また消化吸収や代謝の過程で、摂食のコントロールも行われます。相互にフィードバックしながら、栄養摂取を果たしているのです。　　　　　　　　　　　丸森英史

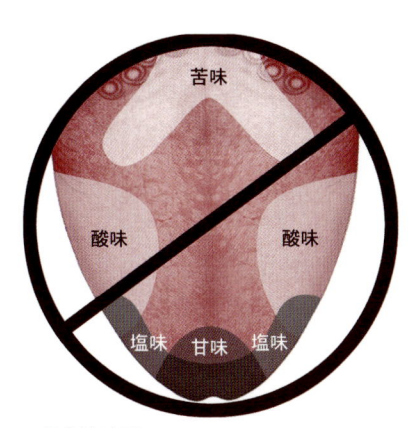

VI 味覚（食事）を科学する

間違いだらけの「味覚地図」

ヒトの舌が場所によって味の感受性が違うことを示す「舌の地図」は誤り。味質ごとの神経応答の感受性が、このような領域に分かれるなどという証拠はまったくない。（DVスミス、RFマルゴルスキー）

（おいしさのシグナルと肥満の科学. 日本味と匂学会誌別冊.2006.8；13（2）.より）

離乳期は味覚のトレーニング期

素材のもつわずかなうま味を覚える

　食事をすることで、味蕾のなかの味細胞が刺激され、その信号が脳に伝わり味を感じます。食べ物に含まれる化学物質(味物質)は、唾液に溶け味細胞の表面にある受容体に作用します。それが電気信号に変化して伝わるのです。

　一つの味細胞は、一種類の味受容体をもつといわれています。昔は甘み、酸味、塩味、苦味の４つが基本味といわれていましたが、日本で命名したうま味を含めて、いまは５つが基本味とされています。2004年には、京都大学の伏木亮グループが脂肪に対する受容体があることを報告しています。脂肪そのものには味がないので、５つの基本味を引き立て、深みを与えるのではと指摘しています。最近(2008年)では、カルシウム味も基本味として可能性があるとアメリカで報告されています。味覚は謎の部分が多く、これからもさまざまな発見が期待されます。

　味細胞からの情報は、延髄に伝わり、内臓や分泌系に消化のためのシグナルを送りながら、大脳皮質に送られます。ここで五感から入る情報も加味され、複雑な食の認知としての「味わい」が生まれます。

　幼稚園で子どもたちが摘みたての野菜を食べ、炊きたてのご飯を食べ美味しいと歓声が上がりました。お母さんは「家では生の野菜を食べたことなんかないのに、ご飯だけ食べて美味しいなんて、びっくり」と嬉しそうな表情です。大勢でわいわいいいながらの雰囲気もあるでしょうが、しっかり噛むことで美味しさがわき上がってくることも確かです。味細胞は、素材のもつわずかなうま味をしっかり捉えるのです。人類はわずかな味わいを頼りに、食べられる物をみつけ、少しでも栄養になるものが含まれているか選り分けるために、味覚を発達させてきました。

　離乳期は、そのわずかな味わいを拾うという、人類がつかんで

きた味覚を得ていく大事なトレーニングの時期なのです。そのためには人工的な味つけを最小限にすることがポイントです。おかゆを卒業してはじまる離乳食は、完全栄養食の母乳から雑多な食物から栄養物を摂取する学習のはじまりです。

　プレーンのヨーグルトを食べさせると、母乳とは違う酸味に舌で押しだすことがほとんどです。しかし繰り返し、話しかけながら与えることで食べられるようになっていきます。人間では母親から「大丈夫だよ、美味しいんだよ」という安心のメッセージは味とともに大事な刺激です。はじめは本能的におっぱいを飲んでいた赤ちゃんが、大脳皮質での五感を育てながら、食を豊かにする歩みをはじめるのです。このときにわずかに感ずるうま味を受け止めるのでしょう。このときに甘みを加えると、強烈な刺激のために、"甘くなければ美味しくないと"脳が思い込んでしまうのです。その意味で甘党にしない育児は、味覚を育てる一歩です。

参考文献
鷲田清一編著：〈食〉は病んでいるか．ウェッジ選書．2003年．

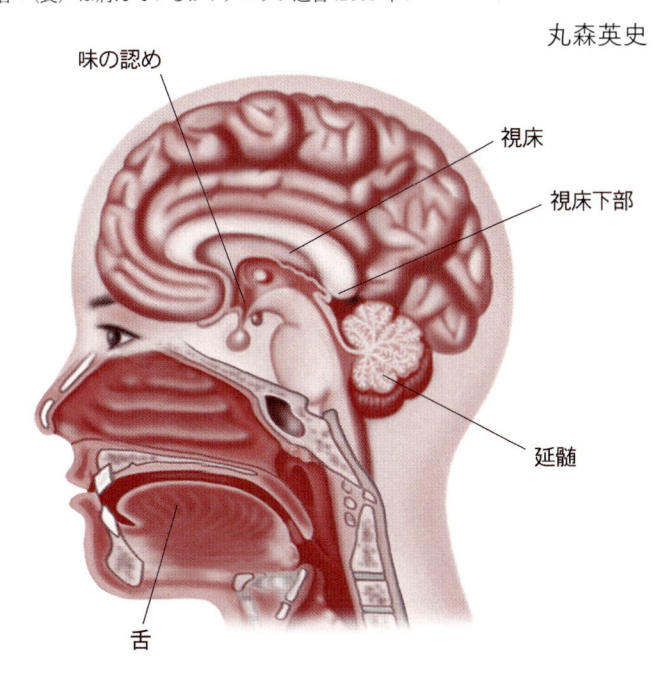

丸森英史

赤ちゃんは味覚から五感を育てていく

味覚は美味しさという文化を育む

　赤ちゃんは、食事を通して母親とコミュニケーションを重ねていきます。ひとりで歩けない赤ちゃんでも、食べることには貪欲です。生きるためには、エネルギーを取り込まなくてはいけないからです。歩けずおんぶにだっこでも、食べるときにはひとりでに手がでて、口を近づけます。何でも口にいれて確かめる時期でもあります。ときには保護者に確認を求めるようなしぐさもします。外の世界を確認するかのように、なめ回し手探りしながら自分の世界を広げているのでしょうか。

　都甲潔によれば、味覚は「好き嫌い」からはじまり、それは粘菌にもみられ、過去の記憶に照らして情報判断をしていて、単細胞生物にとっても、生きるための戦略です。進化した人の幼児でも、甘いものは摂取するべきもの、苦いもの、酸っぱいものは毒であり避けるべきもの、と判断します。価値判断も経験も持たない幼い生命の生きる戦略です。その幼児も味覚だけでなく、五感をフルに動員して食べ物を選択し、摂取するようになります。視覚は主として大脳新皮質を使い、臭覚は古い脳である臭球や辺縁系に位置する扁桃体を使い、味覚は初期段階で大脳新皮質を使いますが古い脳も使います。脳の使い方からすれば、味覚は視覚と臭覚の間に属する感覚です (都甲潔『感性の起源』中公新書)。しだいに五感を感性にまで高め、人間らしい感情をそなえさせていきます。感性の緒源を味覚にみるのです。

　解剖学者の三木成夫は、乳幼児は外の世界を、舌でなめ回し、手指で確認し、最後に目で追うといいます。そして、心に目覚めていくのだといっています (『内臓のはたらきと子どものこころ』築地書館)。

　それと同時に雑多な食は消化管を鍛えていきます。腸管は、最大の免疫臓器といわれています。それというのも口腔からはじま

る粘膜面は、テニスコート約 1.5 面分にあたる表面積があり、毎日食べものを含め種々雑多な抗原が通過しているからです（清野宏ほか編集『粘膜免疫』中山書店）。そうすると腸は命がけの攻防を毎日していることになります。

　消化管内部には、内分泌細胞があり、送り込まれた食物を認識する能力を持っています。消化液の分泌量を調節したり、危険なものが入ってきたら下痢や嘔吐を起こすのもこれらの細胞です。腸のなかの味細胞ともいわれています。近隣の細胞に情報を伝えたり、血行を介して遠くの臓器に情報を伝えます（『粘膜免疫』）。このシステムは、ヒドラも人間も共通な仕組みといわれ、脳より先に進化したといわれています。腸には、脳とは別に独立した「腸神経系」があるといわれます。その数は脊髄神経にも匹敵し、「小さな脳」とまでいわれているそうです（藤田恒夫『腸は考える』岩波新書）。味覚はこのシステムの最前線にあり、人の心の発達にも絡んでいるのです。

　味覚が生きるためだけのセンサーであれば、古い脳の利用で十分です。大脳新皮質を使うことで、美味しさという主観的な判断ができるようになり、美味しさという文化を育んでいきます。しかし脳にはさまざまな情報が入ってきます。視覚情報の多い現代社会では、からだの内部の声よりも、外部からの情報に左右されることが多いのです。耳や目から入ってくる刺激に満ちた情報が感性の育成にも影響を与えます。　　　　　　　　　　丸森英史

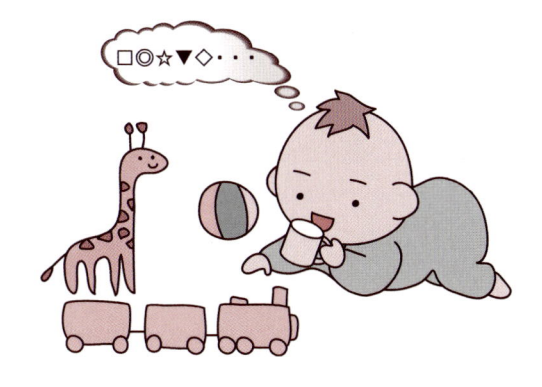

美味しく感じるとβエンドルフィンをだす

快楽物質のβエンドルフィン

　生きるためのセンサーであった味覚は、次第に大脳の支配に乗っとられ、情報に踊らせれて食を営むようになります。甘いものが大好きになると、歯垢がうず高く積もりやすく、ブラッシングも大変です。むし歯が次々にできても、生活習慣病のリスクが高まっても、「わかってるけど、やめられない」状態になりやすいのです。そんな患者さんが歯科医院を訪れてきます。

　「嗜好性」という言葉があります。単に好きというだけでなく、もっと欲しくなり、行動にも現れる傾向を含めて使われることが多くなりました。病みつき状態と考えてもいいでしょう。

　甘いものを食べると、脳内でβエンドルフィンという麻薬に似た「快楽物質」が放出され、何ともいえない満足感が与えられます。しかしラットに砂糖への嫌悪条件づけをしておくと、βエンドルフィン量は増えません。甘味ではなく、美味しさに関係しているといわれるゆえんです(『味覚と嗜好』ドメス出版、山本隆「好き嫌いの生理学」)。砂糖が甘くてでるのではなく、美味しく感じることでβエンドルフィンがでるのです。脳が美味しいという主観的な判断をすることででるのです。脂肪もアルコールも至福感や多幸感を同じように引き起こします。

ドーパミン

　脳内にドーパミンという神経伝達物質があります。快楽神経系に働きかけ快い感覚を与えるといわれています。行動の動機づけや、学習の強化作用を起こす報酬系に作用します。2008年、米国デューク大学で、味覚を失わせたマウスに砂糖と人口甘味料を与えると、砂糖を好む傾向があると研究発表されました。味覚で区別するのではなく、エネルギー源になる方を選択したのではと考察されています。また味覚が正常であると、甘味料を選ぶとき

に、ドーパミンのレベルが高まると報告されました。動物の実験ですが、味覚以外の方法を用いて食物中のエネルギーを判断し、そのおかげで生体維持のためのエネルギーを確保していると考えられます。脳科学者の茂木健一郎によれば、ドーパミンは食べ物の満足感を感じるプロセスの「上流」にあり、βエンドルフィンは「下流」にあるといわれ、それを含めたさまざまな情報が「嗜好性」を決めているとされているのです。甘党は根が深いのです。ドーパミンは、驚きや予定調和ではない不確実性に出会ったときにも放出されます。人が未知なる物にたゆまぬ興味を持つ原動力かも知れません。味覚と文化はここでつながるのです。

　甘いものに嵌った人を軌道修正することは大変です。理屈で攻めても納得することはありません。ドーパミンを刺激するような驚きや、新しい発見など深い気づきが内部からわき起こるときに行動が変わるのでしょうか。お説教ではなく、納得を得るための診療室での関わりが求められるところです。

丸森英史

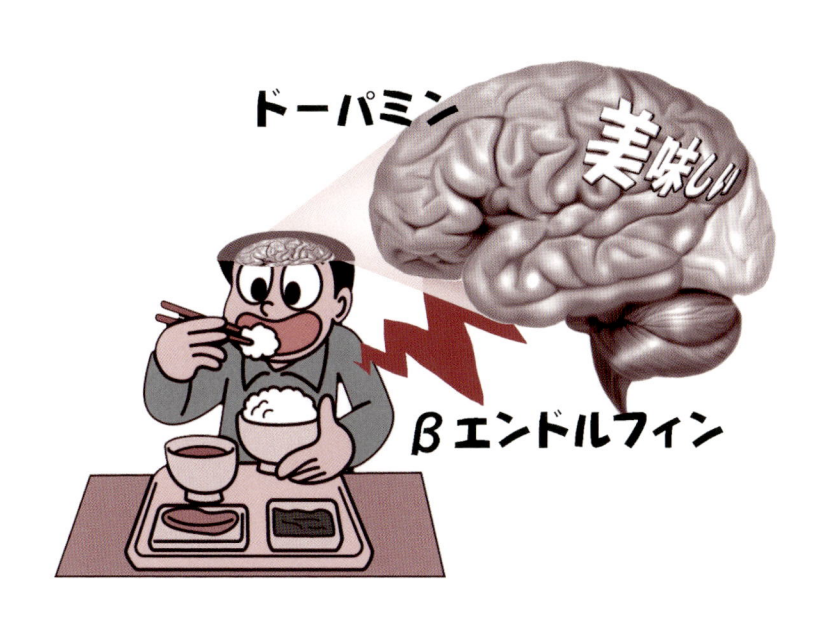

食育の大切さ
食育はインプリンティング

生活のメリハリとリズムが大切

　豊かに物があふれる反面、私たちは忙しさに追いまくられています。効率最優先の社会は、利便性を追求し発達してきましたが、見失ったものもたくさんあります。便利な社会は自分の足を使わなくても、どこにでもでかけられます。からだを動かさなくてもよい時代になってきました。お腹がすかない時代なのです。お腹がすかない子どもたちに食べてもらうために、見た目のアピールや、ちょっと癖になる味つけなど、エンターテイメントに富んだスナック類を開発し、コンビニやスーパーに並べています。子どもが欲しがるキャラクターをつけ、子どもの目線に合わせて買わせようと並べてあります。運動もしないでお菓子でお腹を満たされた子どもたちが、朝食を食べられないのはあたりまえです。

　日中外で十分に遊び、ご飯をしっかり食べ、夜はぐっすり眠る。またお腹がすいて目を覚ます。このような生活のリズムが子どもの成長を支えます。大人の忙しい生活のリズムが、子どもたちに影響を与えているのです。生活のリズムと食生活が乱れ、子どもたちの生きる力が貧弱になっているようです。その結果、子どもたちの歯にバイオフィルムが溜まり、むし歯になりやすくなり、歯肉炎や歯周病は免疫力の乱れで進みやすくなります。このように食事は、歯の健康と深いかかわりがあります。それが将来の生活習慣病、慢性疾患の原因にもなります。大人になってから直すのは、大変な努力が必要になります。離乳食からはじまる食育は、からだを作る、生きる力を育む大事な一歩です。まさに食育はインプリンティングです。

　そのためには生活のリズムを作ること、お腹がすいて食事ができるようにすること、それが食事を整える第一歩です。その過程で本来の味覚が身につくのです。

　たまには美味しさを第一にした食事もよいでしょう。たまにだ

からこそ、その美味しさが喜びにつながるのです。それであれば生活の潤いになるのです。

　もともと日本には「ハレ(晴)」と「ケ(褻)」と呼ばれる農村生活リズムがありました(柳田國男)。ハレの生活は、祭りの日や盆・正月などの特別な日に行われる改まった生活です。ケは日常のふだんの生活です。このような民族の知恵は、世界中にみられます。生きるための食と，祭りのための食を区別したのは、人類の知恵です。いまは毎日が祭りのようです。

　ものがあふれ豊かになった反面、生きる糧を，自分で考え選ばなくてはいけない時代になりました。からだの健康を保つためには、食生活を整えるこが基本です。そのためにも生まれてからの早い時期の習慣化が大事なのです。

　　　　　　　　　　　　　　　　　　　　　　　　丸森英史

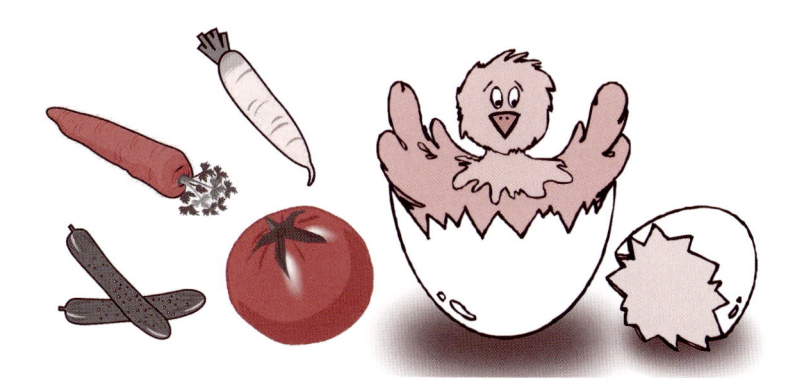

VI　味覚(食事)を科学する

食事は人間ならではの文化

「食事」と「食餌」の持つ意味の違い

　食事とは、生物が生命維持活動や成長に必要な栄養素を摂取するための生物学的手段であることは周知の事実です。お腹がすいたから食べものを摂る、1日3回、決まった時間に食べものを口に入れるという行為は、動物が「餌」を摂る行動に通じます。しかし私たち人間が食事をするというとき、その行動の意味はそれだけではないはずです。

　「孤食」という言葉は、1990年代から使われはじめました。家族それぞれの生活スタイルの変化により、家族揃っての食事ができず、子どもたちがひとりぼっちで、コンビニのおにぎりやファーストフード、インスタント食品などの出来合いの食べもので食事をすませる現象を指すときに使われます。空腹が収まれば、目的は果たせます。しかし、これらの高カロリーで栄養の偏った食品に慣れてしまう食行動自体が、将来の生活習慣病に繋がる由々しき問題なのです。かつては家族間のコミュニケーションや、教育の場としての機能をもっていた「家族の食卓」が、孤食によってその機能を奪われつつあります。

　家族一人ひとりが一緒に向き合って、楽しい雰囲気のなかでおいしいものを食べながら、楽しく会話をする、私たちの望む食事の風景とはそういったものではないでしょうか。単に空腹を満たし栄養を摂るだけの行為ではなく、食べものを楽しみ、親しい人との交わりを楽しみ、会話を楽しむことは、人間同士の創りだした文化であるといえるでしょう。そこには調理学上の決まりや、人としての躾(しつけ)があります。逸脱した味覚や分量、決まった時間外にいつでも食べられるといった、食の乱れに対する抑止力ともなります。このように家族で囲む食卓は、心とからだの健康を維持するために必要なのです。

食文化の継承のために

　わが国の和食は長寿の秘訣として、世界中でもてはやされています。しかし、日本の子どもたちは日本の伝統食よりも、欧米の濃厚な味、脂っこい味、甘いものを好み、和食の基本である米を食べる機会が減っています。幼少期の食生活は少なからず嗜好の形成に影響を与えます。乳児がはじめて食べる食事は離乳食ですが、核家族化の進んだ現代のお母さんたちは、育児書片手にフレンチ、イタリアン、中華、あらゆるテイストの離乳食を日替わりで作ったり、瓶詰めや缶詰のレトルト離乳食を買って与えたりしています。

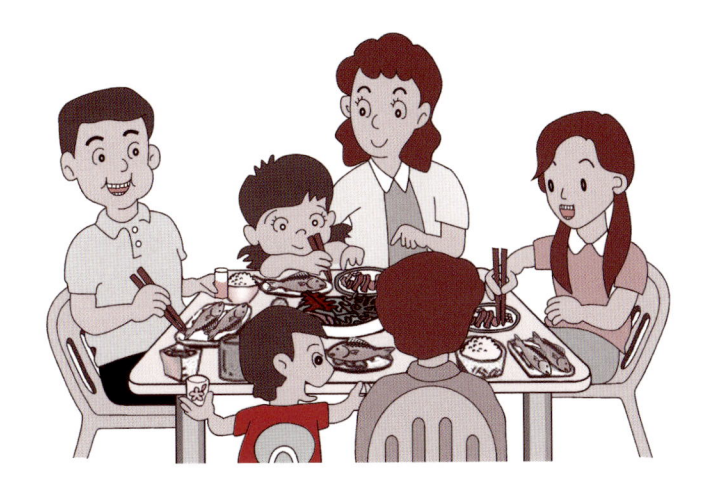

　大人になるまでの味覚を養っていく、いわば刷り込みの時期である離乳期に、親が普段食べている伝統的な食事とは違うものばかり食べさせられた子どもが、自国の食文化の基礎を果たして獲得できるでしょうか。親の食べているものを子どもに食べさせることが味覚文化の継承であり、最も自然です。それぞれのすばらしい食文化を次世代に継承していくことは、私たちの使命のひとつです。食材に感謝し大切にする姿勢を育んでいきたいものです。

青木久仁子

Ⅳ　味覚（食事）を科学する

食の安全と食材の価格

　スーパーの野菜売り場に並ぶ、驚きの安さの輸入野菜。色も形も見事で、その隣にある地場産の野菜は心なしか色あせてみえます。野菜の他にも、牛肉、鶏肉、水産物など、私たちのまわりには「安さ」を売りにした輸入食材が溢れています。街にでれば激安のハンバーガーや牛丼などのファーストフード店が立ち並び、お昼時には長蛇の列。大手ファーストフード店の100円ハンバーガーは、食材のほとんど100%が輸入品だそうです。食のグローバル化が進む一方で、相次ぐ食品の産地表示偽装や賞味期限の改ざん、輸入野菜から検出される基準値を大幅に超えた残留農薬、成長ホルモン剤や抗生物質の食肉への使用など、食材に対する信頼は根本から揺らいでいます。

　安いことは確かに有難いことなのですが、その極端な安さにはどうしても無理があることを理解した上で、私たちは食材を選んでいるでしょうか。安さを求めて外国からの輸入に頼れば、必然的に食材の自給率や安全性は低下していきます。その背景には企業の徹底的な合理化と利益追求があり、効率化を最優先する近代化農業の台頭があり、輸入攻勢の陰で苦悩する日本の農業と、農地荒廃などの環境問題の現実があります。外食産業はこぞって遠隔地からポストハーベスト農薬などを使って野菜を輸入し、コスト削減を図っています。労賃の安い海外調達への依存が進んで価格が下落し、日本も現地もともに生産者が打撃を被っています。

　企業側の「より安く、合理的に」というコンセプトで生産された食材を前にして、私たちが食材選択のリスク・ベネフィットを考慮しなくてはなりません。徹底的な利益追求の果てに生まれた価格破壊の食材には、もはや人びとの健康や食材を大切にする姿勢は感じられません。「安い」食べ物を選んだ時点で、健康へのこだわりを捨てると同時に、地域社会や食の伝統文化の崩壊に、無意識に加担していることにもなってしまいます。

健康で質のよい食べ物には、それ相応の価格や価値があるはずです。私たちはこのような現代の社会構造や食の現実について積極的に認識を深め、「安さ」に惑わされずに、私たちの健康を守り食文化を守るという観点から、食材を吟味することで、健康で豊かな食文化を次世代へと繋げていく使命を、一人ひとりが担っていることをもっと自覚すべきではないでしょうか。

　90年代にイギリスで生まれたフードマイレージという概念があります。フードマイレージは、

　　　　　輸入食材の総重量×輸送距離

で表わされます。食材の調達先が遠くなればなるほど、その輸送には多くの燃料消費や二酸化炭素排出が伴い、環境への負荷が増大します。農林水産省の2001年の試算によると、日本のフードマイレージは堂々の世界第1位でした(図)。

　地域の食材は、新鮮なうちにその地域で消費するのが最も自然で、理にかなっています。適地適作による地産地消を食の基本としたいものです。

　　　　　　　　　　　　　　　　　　　　　　　　武内博朗

日本と各国のフードマイレージ

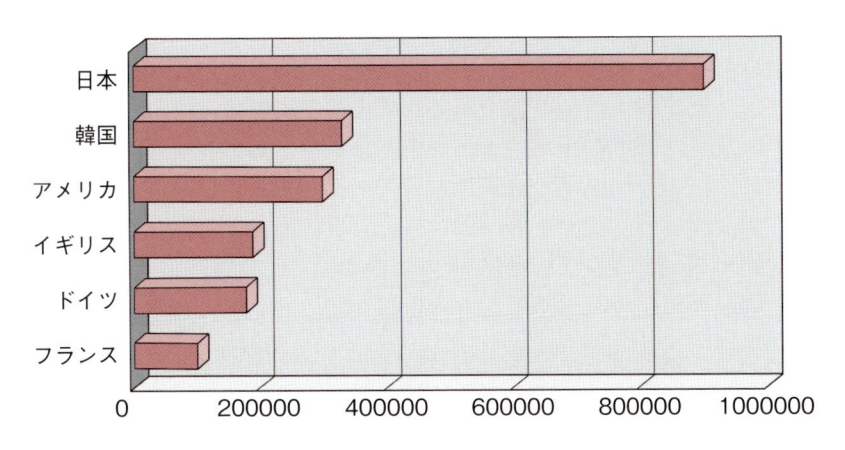

(2001年,農林水産省政策研究所・中田哲也氏の試作による.単位：百万t・km)

ステーキとハンバーグ
アミノ酸の量が違う

おいしさの元

　食事、食育の指導を受ける人たちからすれば、指導する歯科医師などが、ただ単に「健康を獲得するために」なんていっていたらうんざりされるだけです。食材の味のからくりですとか熟成度といわれるものの基礎的な理由について知っていると、説得力が違ってくるでしょうし、サイエンスフィールドの専門家として尊敬されるかも知れません。食を指導する人こそ、自ら食べ物を愛し、食通であったりする必要があるのです。そこで、お肉の美味しさとアミノ酸の関係について述べてみたいと思います。一般にタンパク質そのものは無味なのですが、それを構成しているアミノ酸は、それぞれ特有な味を示すことが知られています。

　タンパク質が酵素などの作用で、その構成単位であるアミノ酸や、アミノ酸が数残基つながったペプチドの状態になると、おのおの固有の味を示します。たとえば、グリシン、セリン、アラニン、プロリンは甘味を、ロイシン、リジン、バリン、メチオニンなどの必須アミノ酸の多くは苦味を、味の素で有名なグルタミン酸、アスパラギン酸はうま味を、それぞれ示します。

　食物の味は、アミノ酸の種類の組み合わせとその量、つまりはブレンドの状態でかなり変化するのです。

　哺乳動物の母乳には、グルタミン酸の含有量が多く、このことがグルタミン酸を「うまい」と感じさせる理由かもしれません。

ステーキとハンバーグ

　さて、お肉のタンパク質が遊離アミノ酸に分解されるには、各種プロテアーゼ（コラゲナーゼなど）、ペプチターゼなどの酵素によって分解されなくてはなりません。食材がある一定の節度を持って分解することを、発酵とか熟成と呼びます。たとえばハンバーグは、ミンチによってお肉の組織が破壊され、細胞質中の酵

素が逸脱します。そのため酵素が働きやすい状態といえます。そしてミンチになった後、熟成のスピードが急上昇するのです。遊離アミノ酸量が勝る方がうまいと単純に考えると「ステーキよりもハンバーグの勝ち」となります。

　ステーキも食肉加工してから数日経過後の方が、遊離のロイシン、バリンで約2倍増加するそうです。お肉の熟成にはいろいろな方法があって、たとえば巨大な冷蔵庫内でブロックの牛肉に麹菌をつかせ、表面にカビの菌糸が生える状態にして寝かせます。肉の内部では、菌の酵素によってタンパク質が分解して、それは素晴らしい風味のお肉に仕上がります。食べるときは、カビの生えた表層を削り落してから、ステーキの食材にするそうです。読んでいるだけで、もう美味しそうではありませんか。　武内博朗

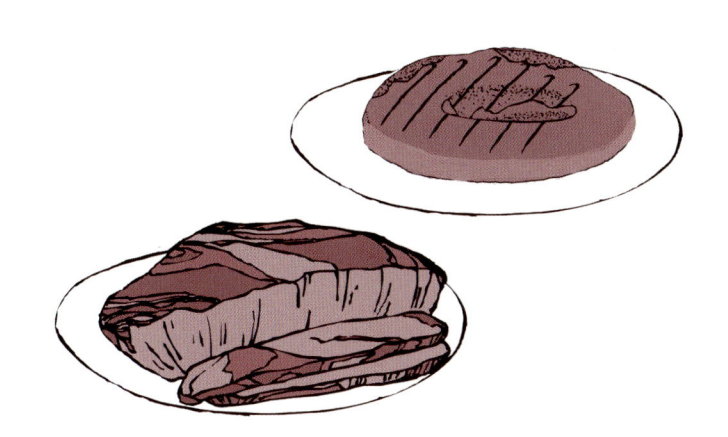

食物の温度

食物の温度と味覚

　食べ物の美味しさを決める要素の一つに、温度があげられます。人間が持つ基本的な味覚、甘味や塩味などはそれぞれ、そのときの温度によって感じる味に違いがあります。

　甘味の例では、たとえば夏場に室温にある生暖かい果物は、甘味が非常に強く感じられます。甘味は37℃付近で最も強くなり、体温から遠ざかるにつれて感じにくくなる性質があります。ジュースなどの清涼飲料に含まれる糖分が非常に多い理由はここにあります。清涼飲料は通常冷やして飲むため、冷蔵庫の設定温度付近で最も美味しく感じられるように甘味を増量してあります。冷やさずにそのまま飲めば甘過ぎると感じるでしょう。

　塩味や苦味は、温度が高くなると穏やかになっていき、低くなるにつれて強く感じるようになります。温かい味噌汁は美味しく飲めても、冷めてしまうと塩辛さを感じますし、コーヒーもホットにすると苦味も抑えられ、美味しく感じられます。

　酸味の場合は、温度による影響はあまりなく、一定に感じられる味ですが、酢の物や魚の酢じめなど、冷やして爽やかな味覚を楽しむものが多いようです。

　人間が最も美味しさを感じる温度は、体温から20℃くらい離れた温度、つまり温かい食べ物は55℃、冷たい食べ物なら5〜12℃といわれています。

　いずれにしてもタンパク質が変性するような高温は、絶対に避けるべきでしょう。培養細胞が温熱刺激で産生するヒートショックタンパク質（HSP）は、別名ストレスタンパクとも呼ばれ、42℃の環境下で作られるのです。

　夏の暑い日に飲むビールは、できるだけ冷やした方が美味しいと思いがちですが、ビールの味を堪能したいのなら、冷蔵庫の4℃よりも8℃程度がお薦めです。

温かくして食べる食べ物はやはり温かいと美味しく感じ、冷めると美味しくなくなります。これは過去の食事体験から得た、大脳における適切な食品温度のイメージが関係するものと思われます。

熱すぎる食べ物、冷え過ぎた食べ物

　適温を過度に超えた食べ物は、口腔粘膜や消化管への刺激物となり、常食すれば悪影響があらわれてきます。熱すぎる食べ物は、口腔や食道粘膜を慢性熱傷状態とし、これが長期間続けば上皮細胞が形質転換を起こし腫瘍を誘発する危険性があります。

　また、冷た過ぎる食べ物、かき氷やアイスクリームなどの過食も、胃腸など消化器運動を悪くさせます。さらに、消化酵素の至適温度は37℃ですから、酵素反応が低下した結果、未消化物質が大腸に達して発酵菌が減り、腐敗菌が増加してしまいます。急性単純性胃炎の一番の原因は、極端に熱いもの、極端に冷たいものの食べ過ぎ飲み過ぎです。美味しい食事は、自分に適した量を、適切な温度で摂ること、これが原則です。　　　　　　武内博朗

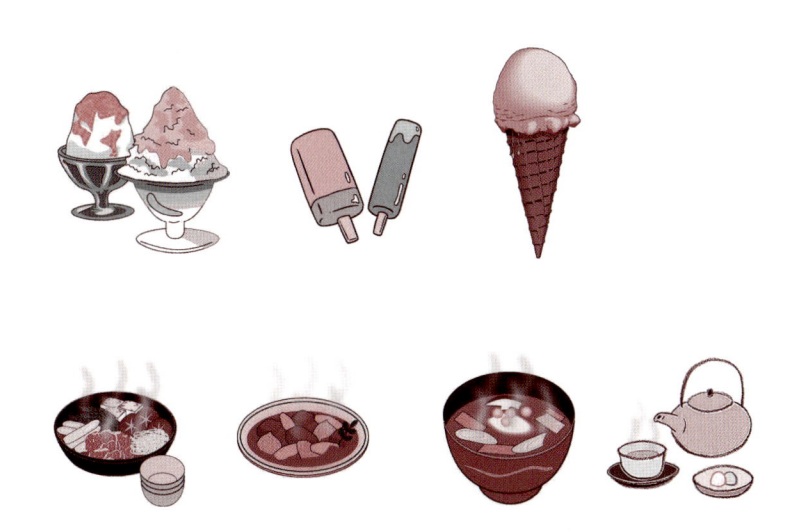

野菜がからだに必要な理由

　野菜の摂取が健康によいことを知らない人はいません。しかし、その理由はあまり知られていません。食の"専門診療科"を担う歯科医療人は、この理由について簡潔で合理的な説明ができる必要があります。この本のテーマである食育とは、"食文化を知ること"と思われがちですが、健康維持の目的で食材の生化学的知識を得ることも食育なのです。

野菜はビタミン・ミネラル・食物繊維の供給源

　人間の生命維持に必須の物質を総称して栄養素と呼び、タンパク質、糖質(炭水化物)、脂質を3大栄養素、これにビタミン、ミネラルを加えて5大栄養素とされています。その他に難消化性の多糖類である「第6の栄養素」食物繊維があります。

　野菜類は、主にこのビタミン、ミネラル類、食物繊維の供給源と考えると、野菜摂取の位置づけが簡単になります(図)。からだの機能維持に必要な微量栄養素であるビタミンやミネラルは、体内ではほとんど作ることができません。食物繊維は、便通を整え有害物質の排出を促すほか、腸内の善玉菌を増やすなど腸内環境を整えてくれます。

図　栄養素全体における野菜類の占める位置。

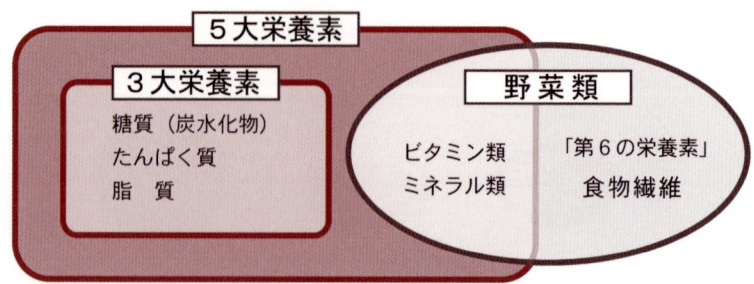

```
            5大栄養素
   ┌──────────────────────┐
   │   3大栄養素           │   野菜類
   │  糖質（炭水化物）      │  ビタミン類   「第6の栄養素」
   │  たんぱく質           │  ミネラル類    食物繊維
   │  脂　質              │
   └──────────────────────┘
```

野菜は生活習慣病を予防する

　野菜にはカロリーや脂肪がごくわずかしか含まれないため、多く摂ることでエネルギーや脂質の摂取の抑制につながります。野菜に豊富に含まれる食物繊維にも、コレステロールや糖質の吸収を遅らせる効果があり、これらはいわゆるメタボリックシンドロームなどの生活習慣病予防に大変有効です。

野菜の持つ機能性成分が身体機能維持に必要

　最近では、野菜や果物に含まれる「第7の栄養素」としての機能性成分が明らかになりつつあります。いわゆるファイトケミカルと呼ばれるもので、本来は植物が外敵から身を守るために自ら作りだした物質といわれますが、人間にとっても健康を保つための必須成分であることがわかってきました。とくに老化の進行や、さまざまな病気に関係するといわれる活性酸素を除去してくれる、抗酸化作用が注目されています。ファイトケミカルは、加熱しても破壊されないため、調理法を選ばないという点でも優れています。

　ファイトケミカルで有名なものには、ポリフェノールがありますが、主に植物の色・香り・辛味・苦味の成分となるものです(101頁参照)。その数はおよそ数千から1万種類くらいといわれています。このように野菜を摂ることは、健康維持のために大変重要です。国は、国民健康づくり運動「健康日本21」のなかで、1日の必要量として野菜を350g、そのなかで緑黄色野菜を120g摂ることを勧めています。ともすれば糖質やタンパク質に偏りがちな食生活ですが、野菜調理のバリエーションを学ぶなどして、推奨摂取量の達成に努めましょう。

武内博朗

Ⅳ　味覚〈食事〉を科学する

唾液のはたらき

　食べ物を口に入れると、舌や口腔内粘膜からの刺激が脳に伝わって、唾液の分泌がはじまります。唾液にはさまざまな物質が含まれ、口腔内はもちろん、からだ全体の機能維持にも関わる大切な役目を果たしています。食育には、欠かせない分野です。
　唾液腺は3大口腔腺として、さらさらの漿液腺の耳下腺、粘液腺の舌下腺、その混合腺である顎下腺が開口し、その他に小唾液腺が分布しています。

唾液がよくでる食事環境

　食育で大切なのは、唾液がよくでる食事環境を指導することです。唾液の種類と性質を食の環境から簡単にまとめましょう。刺激唾液(反射唾液)には、直接的延髄刺激と大脳を経緯する系があり、それぞれ食育指導の工夫のヒントになります。
①原始的な反射による分泌には、食物による刺激、味覚などによる刺激、顎の運動など機械的な刺激が延髄を興奮させ、唾液を分泌します。食材の歯触りや調理法が関係してきます。味つけも大変重要です。
②大脳を経緯する系では、臭覚を刺激する香りや、いかにも美味しそうにみえる視覚刺激が唾液分泌の重要なルートです。目隠しして、鼻を塞いで食べてみたらまったく美味しくないはずです。またテレビをつけながらの環境は、食材、料理の視覚情報が、分散するために好ましくありません。
　また安静時唾液(固有唾液)は、とくに刺激がない状態で、常に分泌される唾液です。睡眠時には減少します。自律神経のはたらきによって分泌される唾液の性質も変化します(表)。

唾液のはたらき

①消化作用：唾液中の酵素アミラーゼがデンプンを麦芽糖に分解

します。
②溶解作用：食品中の味物質を溶解し、味蕾に伝達、味覚を促進します。
③潤滑作用：咀嚼嚥下や発音・会話をスムーズにします。
④自浄作用：歯や粘膜に付着した食べ物を洗い流し、口腔内を清潔に保ちます。
⑤粘膜保護作用：唾液に含まれるムチン(粘性の糖タンパク)により、粘膜が保護されます。
⑥抗菌作用：唾液中のリゾチーム・ラクトフェリン・ペルオキシターゼ・分泌型イムノグロブリン(s-IgA)などの物質が、病原微生物に対して抗菌作用を持ちます。
⑦緩衝(中和)作用：唾液中の重炭酸塩や重曹が、糖によって酸性に傾いたpHを中性に戻し(唾液の緩衝能)、エナメル質の脱灰を抑制します。ちなみにエナメル質が脱灰するpHを臨界pHと呼びます。

武内博朗

表　自律神経と唾液との関係。

刺激を受ける神経系	精神状態	唾液分泌量	唾液の性質
交感神経	緊張	少ない	粘液性(ねばねば)
副交感神経	リラックス	多い	漿液性(さらさら)

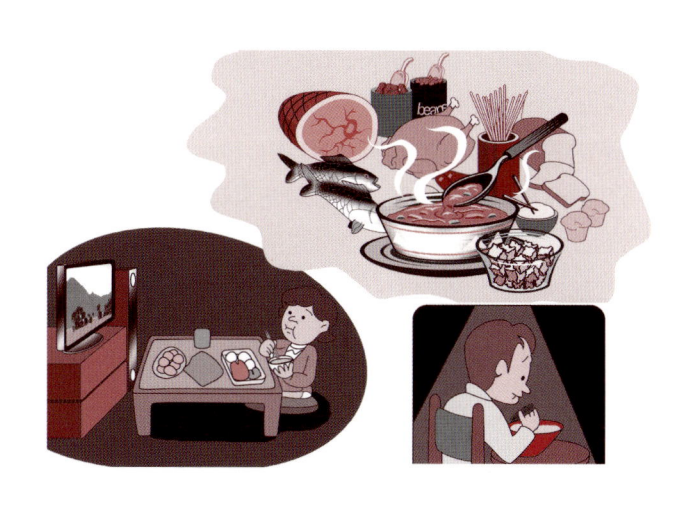

アンチエイジング・ホルモンと唾液分泌量

アンチエイジング・ホルモン

　アンチエイジングが注目される近年、唾液腺から分泌されるパロチンという成分が注目されています。パロチンは成長ホルモンの一種で、筋肉や骨・内臓などの成長促進にかかわる、いわゆるアンチエイジング(若返り)・ホルモンといわれています。唾液が十分に分泌されることで、抗加齢作用が期待でき、若さの泉も湧き続けるというわけです。

唾液を増やす指導

　1日の唾液の総分泌量は1,000mLから1,500mLといわれます。唾液の分泌は、食品の種類や硬さ、また咀嚼の回数と食事環境に密接に関係します。
　唾液を増やすためには、自然のままの食材、または加工を最小限にした食品(煮物も加熱時間を短く)、歯ごたえのある食品(咀嚼運動や顎・舌の動きにより分泌量が増す)、水分が少ない食品(フランスパンなど)、皮をむかないリンゴなどが推奨されます。その他、唾液の分泌を促進させる食事環境(「唾液のはたらき」142頁参照)も大切で、1回の食事で10mLの唾液分泌量が増えると、1年間では10Lの差となって表れてきます。

唾液の分泌量が減る原因

　加齢により、また女性では閉経を境に唾液分泌量は減り、口腔内の乾燥が起こってきます。また、降圧剤や抗ヒスタミン剤など、薬剤による副作用でも唾液量は減少します。
　さらに、自律神経の影響、たとえば緊張や不安、怒りなどの感情で交感神経優位になると、唾液分泌量は減ってしまいます。加えて、慢性唾液腺炎・シェーグレン症候群・甲状腺機能障害など唾液腺の機能に異常を引き起こす全身的な病気も、分泌量減少の

原因になります。

　患者さんが口腔乾燥症で辛くなる前に、歯科医師が未然に対策をとってさしあげるのも、食育支援ではないでしょうか。

　ドライマウスの原因はさまざまですが、基本的に水分の代謝量をチェックすべきです。1日の尿量は1,500mL、摂取すべき総水分量は食事も含めて2,000mLです。水分を十分に摂られていない方が意外に多いのです。利尿作用の強いコーヒーを数杯飲むだけの場合、水分不足になってしまいます。口を潤すためには水分補給がファーストチョイスです。

抗加齢医学と唾液

　近年、期待の大きい大学病院の抗加齢外来では、唾液をサンプルとして酸化ストレスマーカーの量を測定したり、コエンザイムQ10(CoQ10)を測定し、からだの老化度を判定できるようになったようです。やはり唾液は、若さの根源なのです。　　武内博朗

唾液腺からでるパロチンはアンチエイジングホルモン

体の中から若返り
だ液パワー

味の生化学

味の種類

　食べ物にはさまざまな味がありますが、味覚は私たちの食生活になくてはならない大切な役割を担っています。最近では脳内における味覚などの食物情報の伝達と統合の過程も解明され、美味しさの概念についても科学的な説明が可能となっています。

　味覚は主に5つの味、塩味・甘味・酸味・苦味・うま味に分かれます。塩味の構成は主にNaClで、その味にはNaイオンとClイオンの両方が関与しています。甘味の代表的な物質は糖ですが、グリシンやアラニンなどのアミノ酸や、その他にも甘味をもつ物質が存在します。ダイエット甘味料のアスパルテームはアミノ酸で、フェニルアラニンとアスパラギン酸がペプチド結合した、オリゴペプチドです。砂糖の約200倍の甘さを持っています。

　酸味の味は陰イオンよりもプロトンによるものです。苦味物質の種類は非常に多く、主に薬理作用のある物質には苦味があります。うま味の成分は、グルタミン酸、イノシン酸、グアニル酸で、それぞれ単独よりも複数を組み合わせると、相乗作用によってさらに強いうま味が生まれます。

味蕾のはたらき

　舌の表面には、味を感じる味細胞を50〜100個含む味蕾という細胞群があります。私たちが食べ物を咀嚼すると、味物質が溶けだして味蕾に触れ、その表面膜に存在する受容体(レセプター)が味物質に応答します。味細胞は神経伝達物質を放出して、それぞれの味の情報をシグナルに変換し、味神経線維を通じて大脳皮質の味覚野に送ります。大脳はそれらの味情報と、食物の色・形・香り・食感などその他の食物情報を感知し、過去の食情報とも照らし合わせて総合的に判断評価します。

味を決めるアミノ酸

　　ほとんどのタンパク質には味はありませんが、タンパク質が加水分解されて生じる遊離アミノ酸にはいずれも、何らかの味があります。グリシン、アラニン、プロリン、セリン、トレオニンは甘味を、フェニルアラニン、アルギニン、チロシン、バリン、ロイシン、イソロイシン、リジン、メチオニンは苦味を、グルタミン酸、アスパラギン酸は酸味とうま味を持っています。

　　食物の味は、食物が含んでいる遊離アミノ酸それぞれの混合比率によって決まります。多くの必須アミノ酸は苦味があり、味を持たないタンパク質の形で摂取できるのは好都合といえます。

　　人間は昔から、微生物などの酵素を上手に利用して、タンパク質を分解し遊離アミノ酸を多く含む味噌や醤油、魚醤、ハム、チーズなどの伝統的な食品を食卓に取り入れてきました。発酵が進み円熟すると深い味になるのは、遊離アミノ酸に由来するものです。

味のもつ意味

　　味覚は、食事を美味しく、楽しく演出して栄養の摂取を容易にするほか、有害物質から身を守る役割も持っています。基本味は、栄養のシグナルです。重要なエネルギー源の糖は甘いため、動物は積極的に摂取します。またグルタミン酸のうま味は、タンパク質の指標としての役目を果たします。一方、食べ物は腐敗すると酸味を呈し、毒物は苦味を呈するため、動物はこれらの味を避けます。しかし、人間は長い間培ってきた経験により酸味も、苦味も上手に取り入れて食事を楽しむ文化を築いています。

味覚形成は長寿への切符

　　幼児の食育においては、いずれの強すぎる味覚刺激も繊細な味覚の発達を阻害しますし、行き過ぎた濃い味、スナック菓子の甘味などは、味を認識する大脳がそのレベルになってしまいます。そうなると身体に悪い食品を好む傾向となり、愛すべき幼児が将来生活習慣病に近づくかもしれないのです。　　　　　武内博朗

歯科臨床栄養管理に役立つ食品の生化学
その1

　栄養学は、食生活に密着した生化学です。食品中の栄養素は、体内で酵素化学反応によって分解・吸収され、私たちの身体を動かすエネルギーやからだを作る成分、あるいは身体機能を調節して生命活動を維持する働きをしています。

　栄養素とは、食べ物に含まれるからだに必要な成分を指します。なかでも3大栄養素といわれる炭水化物、タンパク質および脂質はエネルギー源として重要です。このほかにビタミン類、ミネラル類を合わせて5大栄養素と呼ばれています（「野菜がからだに必要な理由」140頁の図参照）。

　歯科医療の現場で、栄養学の知識を必要とする場面には、次のような指導が考えられます。う蝕多発の問題を狭義では、"甘いものは歯によくない"と指導しますが、これに加え、むし歯になるぐらいの糖質過剰摂取および高血糖状態、すなわち糖尿病の未病と捉えて指導してはいかがでしょうか。

　歯周病は確かに細菌感染症ですが、歯周組織の病態は、微小血管の循環障害ですから、高血糖・カロリー摂取過剰・高脂血症などのいずれかを伴う状態であり、動脈硬化症の未病と捉えて対処し指導するのはどうでしょうか。このような目的を与えられると、つまらなかった生化学が輝いてくるから不思議です。

　早速、主な栄養を解説していきましょう。

からだの基本、タンパク質

　タンパク質は、人間のからだを構成する要素のなかで、水分（50～60％）に次いで多い（15～18％）成分であり、生物固有の物質です。タンパク質は約20種類のアミノ酸がペプチド結合した高分子化合物で、生体を構成するコラーゲンやケラチン、代謝を促進する酵素、筋肉を構成するアクチン、細胞内情報伝達物質、栄養貯蔵に関わるカゼインやアルブミンなど、さまざまな形となっ

て重要な機能を果たしています。タンパク質は消化によってアミノ酸に分解されて小腸から吸収され、細胞中で自身の遺伝情報にしたがって生合成されて生物の構成成分となり、あるいは酵素などになって生命維持活動を行います。

ビタミン、ミネラル類

　ビタミン類は、ごく微量でも生理作用を円滑に機能させるからだに必要な有機化合物であり、体内のさまざまな化学反応をサポートしています。ビタミンは体内でほとんど合成できないため、食物などから摂取するしかありません。ビタミンB_1、B_2、B_6、B_{12}、ナイアシン、パントテン酸、葉酸、ビオチン、ビタミンCなどは、水に溶けやすく熱に弱い水溶性ビタミンで、加熱調理は手早く行う必要があります。一方ビタミンA、D、E、Kなどは、脂溶性ビタミンで、熱にも比較的強く、油と一緒に摂ると吸収がよくなりますが、体内に蓄積されやすいので、サプリメントなどによる過剰摂取には注意が必要です。

　ミネラルとは、カルシウム、鉄、銅、亜鉛など、水や土壌に存在する無機質(元素)のことで、体内の化学反応の速度に関与し、微量でも健康維持に必須の物質です。ビタミン同様体内では作りだすことができず、食事からの摂取が必要になります。また、ビタミンとミネラルは、共役して機能的働きをしており、一方が不足すると互いに効果を発揮できないので、両者を一緒に摂ることが重要です。一般的にサプリメントが補っているのは、この総合ビタミン、ミネラルの領域です。

　これらの栄養素をバランスよく摂取することによって、私たちは心とからだの健康を保つことができます。う蝕、歯周病の患者さんの多くは、カロリーオーバーであっても栄養不足の状態が多く、組織の修復、造成、健康維持のためには栄養指導が必要です。とくに発育の基礎となる小児期においては、必要十分な栄養を摂れるよう心がけましょう。

武内博朗

歯科臨床栄養管理に役立つ食品の生化学
その2

炭水化物をもっと知ろう

　炭水化物は、一般に砂糖など、血糖を急激に上昇させる単純炭水化物とデンプンなど代謝、消化に時間がかかり、血糖をゆるやかに上昇させる複合炭水化物に分けられます。しかし話はこう単純ではなく、複合炭水化物でも血糖が急上昇する食品もあるのです。そこで近年、炭水化物の質、つまり血糖急上昇型か、長時間緩やか型かを評価する指数として血糖指数 Glycemic Index(GI) が登場しています。GI は、ある炭水化物が食後にどの程度血糖値を上昇させるかのランキングで、0 ～ 100 の値で示されます。最近は「低 GI 飲料」などの表示をコンビニでみかけるようになりました。

　GI は、次のように算出します。絶食した後に一定量 (50g) の測定したい炭水化物を摂取させ、経時的に採血して食後 2 時間までの血糖値を測定します。Y 軸に血糖値、X 軸に時間をプロットすると曲線を描き、曲線部分の面積を計算します。同量のグルコース摂取後の曲線を描き同様の面積を計算します。

　　　GI ＝試験食品の面積値／グルコースの面積値× 100

　炭水化物を含む食品の GI 一覧表をあげてみましょう。GI 値が高い炭水化物は、分解吸収がよいため血糖の上昇、消失が速く、インスリン負荷をかけてしまいます。空腹時血糖値と食後の高血糖値の高低差は、血管の内皮細胞を大変傷害しますが、このことをグルコーススパイクと呼びます。糖尿病に至らぬまでも血糖値の不安定は、健康の大敵と考えるべきでしょう。

　反対に GI が低ければ、分解・消化吸収が緩やかで、血糖上昇もインスリン負荷もマイルドだから、グルコースの叙放性食品といえます。そのような経緯から高 GI 炭水化物を 悪玉糖質、低 GI 炭水化物を 善玉糖質と呼ぶのです。たとえカロリーが同じであっても GI が異なれば、血糖値の上がり具合もまるで異なって

きます。
　歯周病で、歯肉がぶよぶよの患者さんには、早速指導してあげたくなる話です。

脂質は悪者ではない

　脂質は、1g あたり 9kcal という高いエネルギーを持っています。脂質は体内で酵素によって分解され、中性脂肪など単純脂質の形でエネルギーの貯蔵、内臓保護、熱の発散防止などのはたらきをします。またコレステロールやリン脂質などの複合脂質の形で、生体膜の構成成分やステロイドホルモン前駆体としての大変重要な機能を果たしています。

武内博朗

主な食品のＧＩ値（食品 100ｇあたり）

悪玉糖質	GI値	善玉糖質	GI値
●穀類・パン			
精白米	83	玄米	55
もち米	80	五穀米	54
赤飯	77	黒米	49
食パン	91	はと麦	47
フランスパン	98	おかゆ白米	58
あんぱん	84	おかゆ玄米	48
バターロール	83	小麦全粒粉パン	49
ベーグル	75	ライ麦パン	57
クロワッサン	70		
ナン	81		
●麺類・シリアル類			
うどん	85	日本そば	54
パスタ（乾）	65	パスタ（全粒粉）	50
ビーフン	87	オールブラン	45
ラーメン	72	オートミール	44
中華麺（揚）	70	春雨	26
マカロニ	70		
そうめん（乾）	87		
コーンフレーク	75		
玄米フレーク	64		

悪玉糖質	GI値	善玉糖質	GI値
●野菜・いも類			
じゃがいも	90	さつまいも	54
にんじん	80	グリンピース	45
やまいも	74	ごぼう	44
切干大根	73	トマト	30
とうもろこし	70	大豆	30
かぼちゃ	65	大根	26
さといも	63	たけのこ	25
		にら	25
		ピーマン	25
		レタス	23
		かぶ	24
		なす	24
		ブロッコリー	24
		ほうれん草	15
●果物・果物の缶詰・ドライフルーツ			
パイナップル	65	巨峰	50
すいか	59	マンゴー	48
バナナ	55	マスカット	47
黄桃缶詰	63	メロン	40
パイン缶詰	61	もも	40
みかん缶詰	56	柿	36
レーズン	54	りんご	39
プルーン（乾）	56	キウイ	54
		みかん	32
		グレープフルーツ	30
		いちご	28
		アボカド	28

悪玉糖質	GI値	善玉糖質	GI値
●お菓子・飲料			
キャンディ	108	スイートポテト	54
どら焼き	94	プリン	62
チョコレート	90	ココア	45
ショートケーキ	82	ゼリー	45
ポップコーン	85	コーラ	42
せんべい	88	オレンジジュース	41
大福	87	スポーツドリンク	41
ドーナツ	55	焼酎サワー	37
クッキー	76	日本酒	34
フライドポテト	85	ビール	33
ホットケーキ	79	ワイン	31
カステラ	68	焼酎	29
アイスクリーム	64	無糖コーヒー	15
ポテトチップ	59	無糖紅茶	10
●甘味料・粉類			
グラニュー糖	109	強力粉	54
上白糖	105	そば粉	49
三温糖	107	小麦粉全粒粉	44
黒砂糖	98		
みずあめ	92		
はちみつ	87		
メープルシロップ	72		
パン粉（乾）	69		
片栗粉	64		
白玉粉	64		
薄力粉	59		
天ぷら粉	59		

食育の実際／実践的指導例

VII

歯が生えてきたらお母さんがブラッシング

ブラッシングを好きにさせる

　歯が生えると可愛い赤ちゃんがいっそう愛らしくなります。そのときこそ、"この歯をいい歯に育てよう"と心に決めましょう。
　さて、歯が生えたからといっていきなりブラッシングするのは、誰でも怖いもの。それに、そんなに急ぐ必要もありません。まずは、きれいな手で、毎日何度も「可愛い歯ね」などと言葉がけをしながら、歯を触ることからはじめてみましょう。次第に歯がでてくるのが観察できますし、赤ちゃんも歯を触られることに慣れてきます。
　赤ちゃんは手に持ったものを何でも口に持っていって舐めたり噛んだりします。食後に、おしゃぶりと同じ要領で、歯ブラシを持たせてみましょう。のどを突かないように短く持たせます。必ずといっていいほど口に持っていき、舐めるか噛むかするでしょう。歯ブラシの毛に慣れさせるのが目的ですので、舐めただけでも「じょうず、じょうず」といってあげましょう。ある程度遊んだら歯ブラシを受け取り、食後の歯みがきを切り上げます。
　ひざの上に頭を乗せて"寝かせ磨き"もやってみましょう。乳歯は永久歯と違って、平たく、歯の間も凹みがほとんどないので、横磨きで大丈夫です。赤ちゃんが気持ちよさそうな表情をするくらいのソフトなあて方で、こすってみて下さい。本当に軽くやるのです。それだけできれいになります。それ以上の力を加えて痛い経験をさせてしまいますと、もうブラッシングをさせてくれません。「もっとやって」と思わせるくらいの優しい力でやってあげましょう。
　歯肉の上をゴシゴシこすらないようにしましょう。歯肉に傷をつくってしまい「もうイヤ！」といわせてしまった例がありました。気をつけましょう。
　"寝かせ磨き"は、スキンシップそのものです。ひざの上に乗っ

ている頭の感触と、心地よい歯みがきは、セットで子どもの記憶に残っていきます。

　離乳食がはじまって、歯が上下２本づつしっかりと生えた頃、あるいは４本づつ生えた頃からはじめるとよいでしょう。毎食後忘れずに、歯ブラシを持たせて自分で磨かせたあと（遊ばせたあと）寝かせ磨きをしていると、食後に歯みがきする習慣になります。

　３歳になったら自分で磨き、そのあとお母さんの仕上げ磨きをする次の段階に入ります。それまで、歯みがきが楽しいこと、大好きなことになるよう、お母さんの工夫も大切ですね。

鈴木祐司

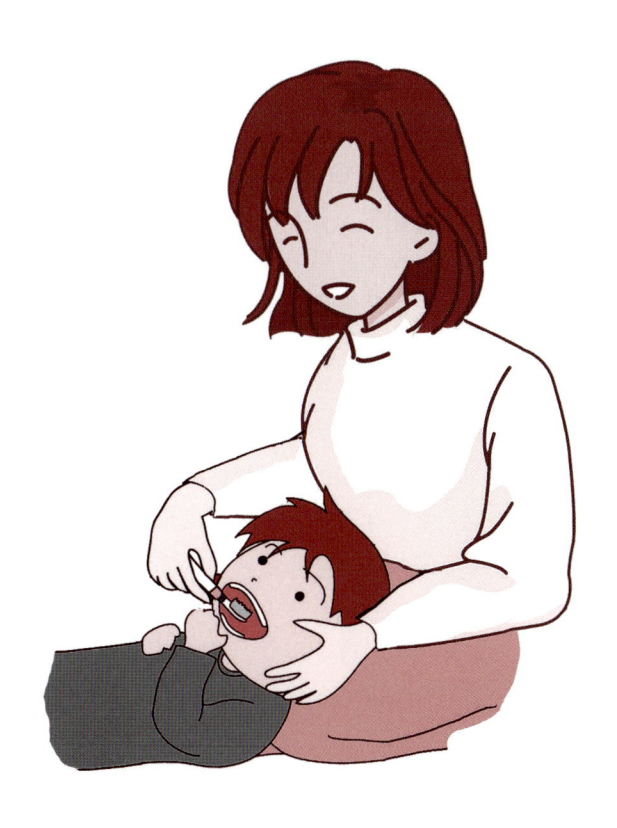

甘いものを控える本当の意味

甘いものを控えるのは難しい

　甘いもの(砂糖)を控えて、むし歯や肥満、心臓病、2型糖尿病などの病気にならないように気をつけることが大事です。しかし現実には、これらの病気が世界中の国、とくに先進国で著しく増えており、砂糖摂取量を減らすことが大きな課題となっています。

　砂糖を摂りすぎないためには、限度量を知って摂り方を控える努力が必要です。しかし、そうはいっても甘いものは万人に好まれる味ですし、甘いもの好きになってから控えるのはかなり難しいものです。

3歳までは甘いものなしで育てましょう

　この現実を踏まえ、横浜市戸塚福祉保健センターにおける初妊婦対象の母親教室では、次のような話をしています。

　「むし歯を予防するために、歯みがきが大切なことはよく知られています。それにもまして大切なことは、これから生れてくるお子さんを甘いもの好きにしないように育てることです。少なくとも3歳までは、甘いもの(砂糖)なしで育てましょう。子どもが生れたときが出発点です。栄養的には砂糖なしで育てても、まったく心配はいりません。むしろいろいろな味のわかる子に育っていきます。

　子どもの脳は、白紙に絵を描くように、食べたものと状況を記憶していきます。本能的に食のレパートリーを広げたいという欲望も備わっているといわれています。子どもの発育・発達に合わせて、自然の食材の味や香り、舌触りや噛みごたえを経験させましょう。お母さんも一緒に食事を楽しんでください。何でも好き嫌いなく食べられる子どもに育ててこそ、甘いものを控える本当の意味があるのです」

　この話を聞いて、「よし！　やってみよう」と決心した仲よし

3人のお母さんがおりました。お子さんが5歳になったときに、インタビューする機会に恵まれました。
　「甘いものなしで育てました。子どもも元気でむし歯は1本もありません。3食しっかり食べるのが自慢です。白いご飯に秋刀魚、骨も自分でとれます。小松菜、わかめ、生野菜などもりもり食べますし、お味噌汁も大好きです」
　ほかのお二人のお母さんも、何でも食べると異口同音にいわれておりました。好ましい生活習慣のハードルを一つ越えたといえましょう。

鈴木祐司

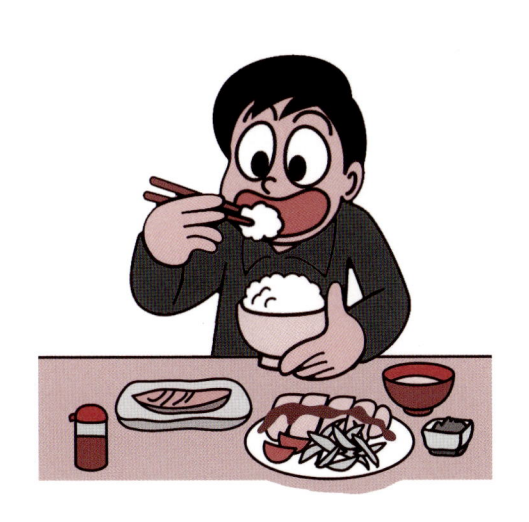

ブラッシングと甘いお菓子のバランス

お菓子の与え方

　「お子さんのブラッシングは、どうしていますか」と尋ねますと、「自分で磨かせた後、仕上げ磨きをしています」とか「嫌がるので、押さえつけてやります」、「一応やっていますが、どのようにすればいいのでしょう」などいろいろなお答えがかえってきます。いずれにしましても、ブラッシングをすることに前向きの姿勢で、頼もしく思っております。

　ブラッシングを嫌がる子どものお母さんに実際に磨いてもらいますと、ほとんどがブラシのあて方が強いようです。これでは子どもが逃げたくなるのも無理からぬことだと思います。

　ブラッシングは、子どもにとって遊びです。「遊びながらがいいのですよ」とお話しますと、「でもこの子は、甘いものが好きなので、しっかり磨かなければむし歯になってしまいます」と真剣におっしゃられます。そこで「確かに甘いお菓子や飲みものなどをたくさん摂ると、歯に歯垢がべっとりとつきむし歯になりやすいので、しっかり磨く必要があります。そこで、甘いものは『1日に1個』にできませんでしょうか。そうすれば、ブラッシングはぐんと楽になりますよ。もし午前中にジュースを飲んだら『今日の甘いものは、これでおしまいね。むし歯にならないようにしようね』と約束します。そしてブラッシングをします」とお話します。

ブラッシングと遊び

　これが実行できますと、お母さんの仕上げ磨きの力の入れ方が軽くなりますので、子どももブラッシングを嫌がらなくなります。また、お人形のブラッシングをしたり、お母さんが歯を磨いてもらったりして、遊びを取り入れると楽しく子どもにブラッシングを教えることができます。

子どもが自分でブラッシングするときには、どのくらい力を入れようかなどとは考えずに、痛くないように磨いています。お母さんは子どもと向かい合ってブラッシングし、「今度はこっち」などとリードするといいでしょう。次第に子どもは磨く範囲を増やしていきます。そのあとにお母さんが追加磨きをしてあげるとよいでしょう。ブラッシングを長くやらずに、ある程度で切り上げるのもコツです。

　歯の内側は、磨くのが難しいものです。幸い、唾液にはむし歯予防効果がありますので、慣れてきてからでも大丈夫です。ブラッシングの独り立ちの目標は、小学校入学前におくのがよいでしょう。

鈴木祐司

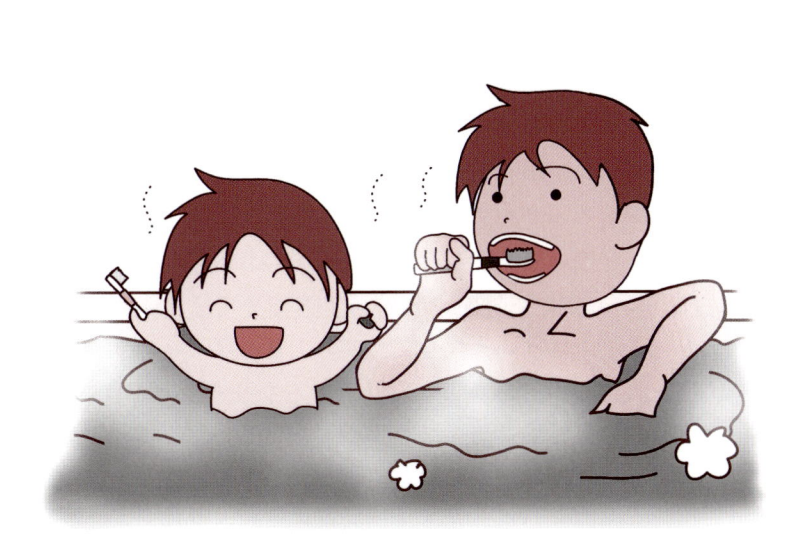

食事でむし歯予防ができるの？
保健所で話していること

3度の食事が大切

　離乳食・幼児食の時期に、砂糖を摂っていなければよいのですが、何らかの形で砂糖を摂っていると、生えた歯の表面にむし歯菌(ミュータンス連鎖球菌)の歯垢(バイオフィルム)が付着します。むし歯菌を先住させないためにも、砂糖は3歳までは与えず、その後も極力控えましょう。

　砂糖が含まれていない食事でも、食事のたびに歯垢の下に超軽微なむし歯ができます。しかしその後、何も食べていない時間に、唾液により治されるという現象があるという研究があります。つまり、食事と食事の間に、間食(だらだら食い)をしていると、超軽微なむし歯ができても、唾液で治らずに本物のむし歯になってしまうということを物語っています。

　朝食・昼食・(おやつ)・夕食というようにメリハリのある食生活をすることが大事です。もし食間に、のどが渇いたときにも、水やお茶を摂るようにして、次の食事をしっかり摂るようにします。

　食事のときにしっかり摂らないと、間で何か欲しくなり、だらだら食べの癖がつきかねません。また、間食は、往々にして甘いものになりがちです。正規の食事のリズムは乱れ、その上、間食に甘いものが入ってきますから、歯にとっても、むし歯になる好機となってしまいます。健康にもよいはずはありません。

　3度の食事をしっかり摂る子のお母さんに聞きますと、食べるのも忘れて、汗ぐっしょりになるまでよく遊びますとおっしゃいます。こういう場合、食事のときにはしっかりと食べますし、間食をしませんから、むし歯にもなりません。食後の歯みがきも、リズムに乗ることでしょう。

　よく耳にしますが、お腹がすくからといって飴や菓子を与えたり、のどが渇いたときにスポーツ飲料を与えるなどの勘違いをし

ないように気をつけなければなりません。いわんや、よその子どもにお菓子や飲みものを与えるなど、もっての外です。

　子どもを、むし歯なく健康に育てるために、お互いに食事のリズムを乱さぬように、協力し合う社会的合意ができるように努めましょう。

鈴木祐司

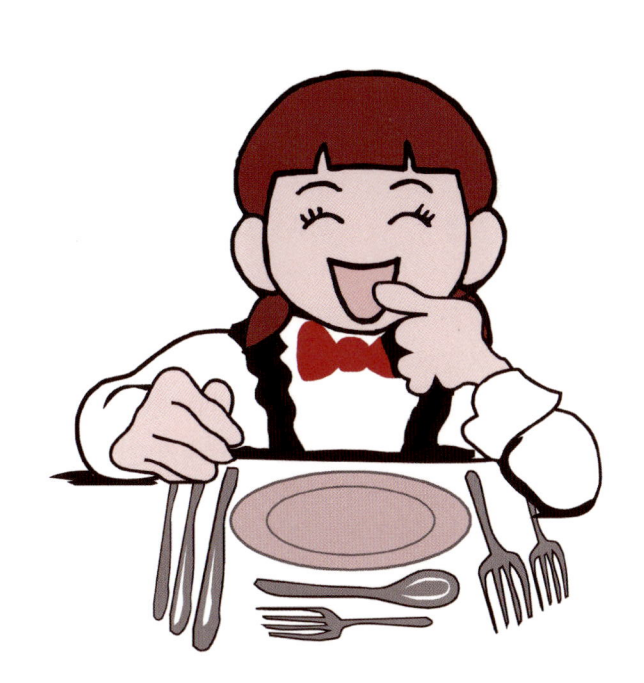

VII　食育の実際／実践的指導例

幼稚園での指導
甘いおやつはお砂糖3本分まで

食べたくてたまらないお菓子

　　子どもに大好物のお菓子をコントロールさせることは、苦手な野菜を食べさせること以上にむずかしいのです。子どもたちに旬の野菜や魚料理を食べるチャンスをつくると、喜んで食べるようになります。一方、お菓子は少なくしようと思っても"もっとちょうだい"としつこく子どもがねだるので根負けするという声をお母さんたちからよく聞きます。なかにはお母さん自身が食べ過ぎてしまうと、打ち明けられることもあります。

親子一緒にお砂糖3本分

　　そこでスティックシュガー（8ｇ）を使ったおやつクイズの出番です。親子一緒に参加してもらい、「あまいものは食べてもいいけど、このお砂糖で3本分までにしようね」と基準をはっきり伝えます。「このアイスクリームは何本？」、「このヨーグルトは？」と実物（あき箱）を示して問いかけますと、親子で懸命に考えて答えます。ときには親子対抗試合のようになり、350mLのコーラ飲料は5本というように正解を子ども組がだし得意になる場面もあります。大きなメロンパンには4本分も入っていることがわかると、朝食には不向きなことも納得できるようです。

　　お土産をもって帰宅したお父さんが、子どもに「今日の分のお菓子は食べちゃったから明日にする」ときっぱりいわれ、がっかりしていた話などを聞くと、基準を明確に伝えた効果を実感します。また、子どもにねだられたときも「おやつは3本分だったよね」というと、「わかった」とそれ以上は欲しがらなくなったと多くのお母さんから好評です。

163頁の答え
①3　②4　③3　④3　⑤3　⑥2　⑦5

お砂糖3本分の根拠

　3本分の根拠は、1977年に日本歯科医師会のだした「乳幼児の食生活とう蝕との関係についての考え方」にあります。歯の健康を考えると、砂糖の基準量は5〜6歳児で40〜50gです。調味料などで約半分使うとして、菓子や飲料の分は20g強になります。これをスティックシュガー3本分に置き換えて示すと、幼児でも大人の手助けがあれば理解できるようになります。

　成人の場合も1991年に当時の厚生省がだした食生活指針に「糖尿病や肥満の予防に砂糖は40〜50gが望ましい」とあります。私は「大人も子どももお砂糖3本分」と声を大にして伝えています。

子どものおやつは補食

　本来、子どものおやつは3度の食事でとりきれない分を補うもので、おにぎり、さつまいも　サンドイッチなど軽食が望ましいのです。おやつ指導では、補食の要素をとりいれながら、あまいお菓子を楽しむ智恵を提案しています。

鈴木和子

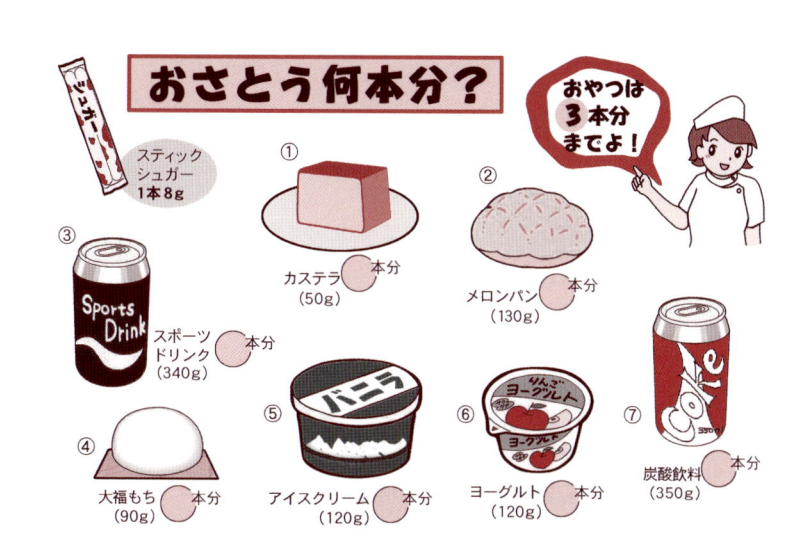

おさとう何本分？

おやつは3本分までよ！

- スティックシュガー 1本8g
- ① カステラ (50g) ___本分
- ② メロンパン (130g) ___本分
- ③ スポーツドリンク (340g) ___本分
- ④ 大福もち (90g) ___本分
- ⑤ アイスクリーム (120g) ___本分
- ⑥ ヨーグルト (120g) ___本分
- ⑦ 炭酸飲料 (350g) ___本分

幼稚園での指導
幼稚園での食事のカリキュラム

大きな口をあけて食べるといい気持ち

　丸ごとトマトにかぶりついたときの子どもたちの嬉しそうな顔、大きなものにチャレンジできたという得意な気持ちが顔にでています。私が大きな口をあけて食べることにこだわったのは、毎月食のカリキュラムで訪れている園の先生の一言でした。

　子どもたちの口のまわりがかたくなって、仕上げ磨きのとき、歯ブラシを動かしにくいといわれます。歯科の先生もまじえて話し合った結果、最近は口の運動が足りないのではないかということになったのです。子どもたちのお弁当をみても、小さく切ったものが多く、大きな口をあける必要がありません。そこで、大きなものにかぶりつく、野性味のある体験をさせたいと考えました。

上手に噛めるようになろうね

　食べものを口にとり込むには、前歯で噛み切って一口量を調節しながらとり込んで奥歯に運び、押しつぶしたり、すりつぶしたりします。厚めに切ったフランスパンを使って、子どもたちにその体験をさせました。デモ担当は園の先生です。「フランスパンいい匂い」といいながら大きな口をあけて、前歯でパクッと噛み切りました。

　「先生、パンはどこですか？」

　右側のほっぺを見せて「ここです、あら今度は左側」という具合に左右の奥歯でしっかり噛んでいる様子を子どもたちにみせました。パンがつばと混ざってどろどろになったところで、先生はごくんとのみ込みます。今度は子どもたちの番です。焼きたてのパンの匂いをかぎながら先生の真似をして前歯で噛み切って、奥歯でよく噛んで食べます。「噛んでいたら味がきた」、「40回噛んだよ」と回数まで数えた子もいて驚きました。

丸ごとジャガイモにチャレンジ

　新じゃがの季節、子どもの手に入るぐらいのジャガイモのふかしたてを、大きな口を開けて食べます。甘いとか、ホカホカとか、ホクホクなど味や食感を楽しみます。上手に噛むための練習です。また同時にジャガイモのほのかな香り、やさしい甘さ、ホクホクと子どもが表現した食感など、加工したものにはないものを子どもたちに伝えることができました。

毎日の食事で噛むことを学ぶ

　大人と違って幼児期は、毎日の食事が噛む練習です。小さく切りすぎていないか、やわらかすぎないかなど、気にしたいものです。子どもたちには口をぎゅっとしめて噛むと、奥歯に力が入ってしっかり噛めると教えました。口元がきりっとしまったステキな大人になってほしいと思っています。　　　　　　鈴木和子

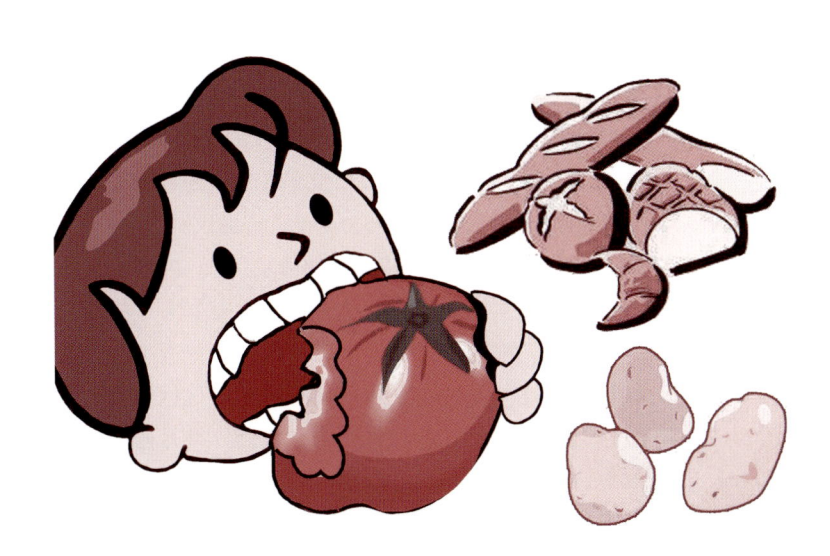

幼稚園での指導
食べられるもん　みどりの野菜

苦手野菜のNo.1はみどりの葉もの

　子どもは、みどりの野菜、なかでも葉ものが苦手と先生やお母さんからよく聞きます。それならば大好きにさせたいと作戦を考えました。葉もの野菜の代表に小松菜を選びます。ビタミンもカルシウムも鉄も豊富、ぜひ好きになってほしい野菜だからです。シャキッとした感触と噛み応えがあるのも魅力ですが、やわらかいもの好きの子どもには、そこが苦手な要素かもしれません。また、噛んでも噛んでもすじが残って、飲み込めずに困っている子どもをときどきみかけます。子どもたちの目の前で小松菜の茎を縦にさいて、「これがすじで、強くてなかなか噛み切れないけれど、からだにとても役に立つものです。よく噛んで飲み込むとお腹のお掃除もしてくれます。口のなかにすじが残っていても、飲み込んで大丈夫」と話して安心させます。
　そして生の小松菜を手にもたせ、自由にふれ合うチャンスをつくります。匂いをかいだり、ちょっとかじってみたり、すじを確認したりして、だんだん野菜と仲良しになります。

このお野菜みんなで食べてみようか

　このピンピンの小松菜を大きなお鍋で茹でます。「お料理はじめますよ」と茹でた小松菜を子どもたちの目の前でチョンチョン切っていくと、好奇心いっぱいのいい目をします。
　「おだしとおしょうゆで下味をつけて、絞って、今度は本番の味つけをします。おしょうゆ1杯　おだしも1杯、それにみりん1杯入れて、鰹節をふりかけて、はい、でき上がり」
　味見は担任の先生です。「美味しい！　最高！」と絶賛。「もっと食べたいぐらい」との先生の発言に、全員が「ずるーい。早く食べたい」と大きな声で反応。小松菜のおひたしはあっという間に全員の口に入ってしまい、おかわり希望の行列ができました。

むし歯ミュータンスは、野菜好きの子は苦手

　むし歯ミュータンスの大好物は甘いもの、苦手なものは野菜です。小松菜をよく噛んで食べる人は、ミュータンスは苦手です。小松菜をよく噛むとつばがよくでます。このつばがからだによいし、歯も丈夫にします。どうやらミュータンスは苦手らしいのです。美味しい体験と、食べると歯や身体によいとわかると子どもたちは喜んで野菜を食べるようになります。

何でも食べる丈夫な子

　野菜が食べられる体験は、ほかの食べものへのチャレンジ意欲をかきたてます。やがて魚も食べられるようになり、食生活はますますよい方向に向かいます。ごはん、魚(肉)のおかず、それに野菜のおかずで、主食(ちからがでる)、主菜(からだをつくる)、副菜(調子がよい)のそろった食事となるのです。　　　鈴木和子

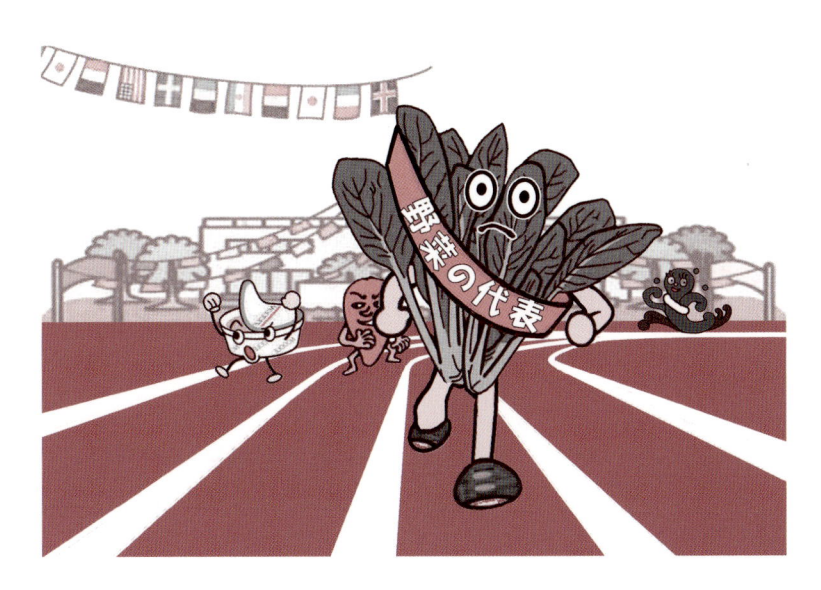

小学校での食の学習
小学校での食の学習

食の学習のねらい

　　　学校歯科医をしている小学校での 2002 年度の 4 年生の 3 学期から 5 年時・6 年時にわたる 2 年と 3 か月の取り組みです。この取り組みは、学校を中心に地域の関係機関として町の保健師・歯科衛生士、学校歯科医がチームを組んで行いました。
　　食の学習のねらいは、2 つあります。
①食に対する好ましい基準を持たせることです。
　　・主食、主菜、副菜をバランスよく食べること(3 食の食品)
　　・朝、昼、夜の 3 食を摂ること
　　・一家団欒の場を持つこと(できれば三世帯で)
②自分の健康は自分で守るという健康観の確立です。

食の学習の実践

4 年時

　　4 年生の 3 学期にアンケートや食生活の実態の調査を行いました。朝食を食べてこない児童が多く、かなり乱れた食生活でした。

5 年時

学習内容	参加スタッフ
[食べもの調べ] を行い [食事の点検表] を作る	学級担任、養護教諭、歯科衛生士、歯科医師
人はなぜものを食べるのか	学級担当、養護教諭、歯科医師
食生活について考えよう	学級担当、養護教諭、歯科医師
食べたものがからだのなかで、どのように生かされていくのかを知ろう	学級担当、養護教諭、歯科医師

　　上の主題の授業を通して、食の学習をしました。
　　その授業の学習効果を深め、自分の食生活を好ましい方向に改善できるように、スタッフが手分けして、児童全員に個別指導を

行いました。個別指導は1回で、養護教諭、教務主任、歯科医師が担当しました。

6年時

学習内容	参加スタッフ
食べものから食材を振り分けよう	学級担任、養護教諭、歯科医師、保健センター保健師、歯科衛生士
バランスよく食べよう／朝食	同上
病気の予防と食生活／脂肪のとり過ぎは要注意！	同上
バランスのよい朝食をとろう／自分でできる朝食の献立つくりと調理実習	同上

　個別指導を2回行い、養護教諭、保健センター保健師、歯科衛生士、歯科医師が指導しました。

個別指導の大切さ

　食はそれぞれの家庭によって異なるため、集団指導に加えて、個別指導が大きな効果をもたらします。個別指導を通して、それぞれの児童に自分自身の問題点を発見させ、それを解決するよう努力させます。

石原寛巳

主食、主菜、副菜をバランスよく

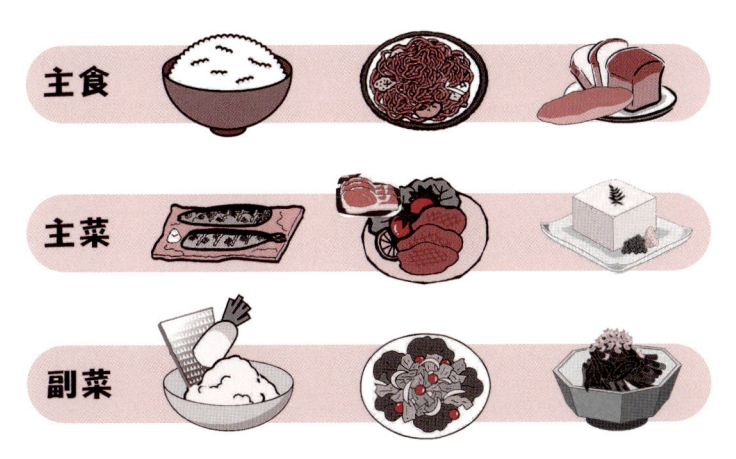

小学校での食の学習
"食"によって子どもは変わる

家族の健康に関心をもつことができるようになった

　毎朝、診療所へ歩いて通っています。

　数年前のことです。診療所に行く途中に、いつも会う４年生の女の子がいました。一人、遅れて学校に行きます。通学団に取り残されての登校です。

　「おはよう。さあ頑張って学校へ行くんだよ」と声をかけます。その子は、眠そうに、もじもじしながら歩いて学校にいきます。

　５年生になったときに、小学校の食の学習のなかで、その子に個別指導をする機会を得ました。５年生になっても、遅刻の多い子でした。何度かの「食べもの調べ」の結果、朝食をまったく食べないで登校していることがわかりました。

　「どうして朝、ご飯を食べないで学校に来るのかな？」

　「朝食を食べてくるといいことはわかっているのだけれども、保育園のころからずっと食べてこなかったので、朝食を食べて学校へくるとお腹が痛くなったり、吐き気がします。朝、食べて学校へくるのは絶対無理」

　長く続いた習慣を変えることは大変です。

　母親は昼も夜も仕事をしているので日常生活は子ども任せでした。とくに休みの日は、コンビニやスーパーでパンや弁当を買って食べていて、食事時間もまちまちでした。５年生の１年間は食の学習を積み重ねましたが、なかなか成果が上がりませんでした。

　この子が６年生になりました。

　「朝食の大切さをいろいろ学びました。以前は、野菜が嫌いで残してばかりいましたが　野菜を食べないとお母さんが注意してくれるようになりました」と話してくれました。

　朝、ご飯も食べて登校できるようになりました。夕食を父と一

緒に食卓を囲んで食べるようにもなりました。「父は野菜嫌いで、肉もそれほど食べません。硬いものも、ほとんど食べないので心配です。父には歯がないことに気づきました。『歯医者さんへ行って歯を治し、バランスのいい食事をよく噛んで食べた方がいいよ』といっています」と親の健康の心配までできるようになりました。

　学級担任は「以前は、いい訳ばかりいう精神的に不安定な子でした。でも最近は落ち着いて明るくなってきました。嫌なことも我慢できるようになりました。書くものの内容や字も整ってきています」とこの児童のこと話してくれました。
　食の大切さを学習し、実践することにより、児童自身の食生活が好ましいものに変わり、家族の健康にも関心を持つことができるようになりました。
　学級担任の話から、学校における生活が向上し、学習効果も上がったことがわかりました。

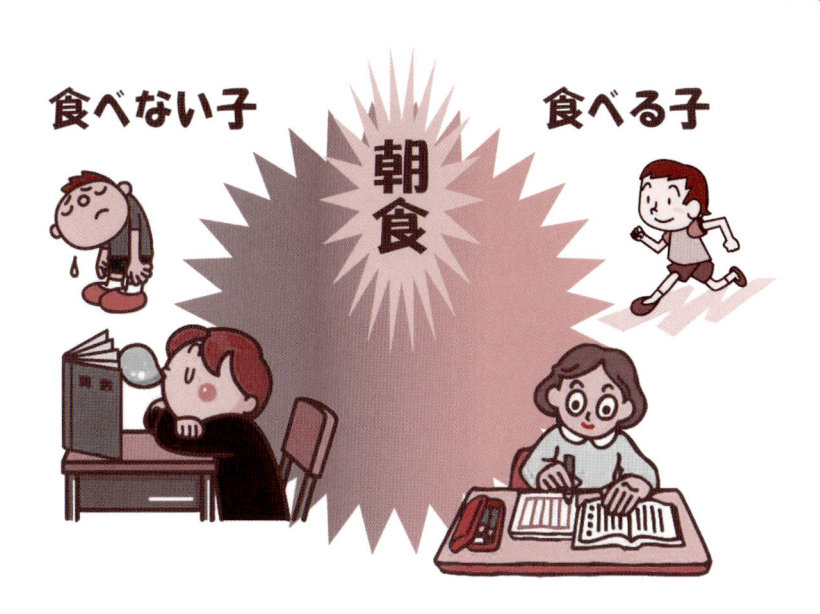

　　　　　　　　　　　　　　　　　　　　　　　　石原寛巳

Ⅶ　食育の実際／実践的指導例

小学校での食の学習
児童はどのように変わったか

好ましい健康観を持つことができるようになった

　気になる子どもがいました。両親は離婚し、いつも祖母が食事を作っています。この子も食事の用意をときどき手伝っています。5年生のときの[食べもの調べ]では、主菜・副菜がない状態がときどきみられました。6年生になり、個別指導で「食事のバランスをとる」という目標を立てました。

　すると、夏休み前には食品の分類(主食・主菜・副菜)もできるようになってきました。嫌いなピーマンや野菜も食べるようになり、朝食にも野菜が入るようになりました。食品の数も20種類以上に増えています。

　祖母は「朝は、自分で作りなさい」といい、自分で工夫して作って食べることができるようになってきました。肉は嫌いで最後まで食べられませんでしたが、野菜はずっと意識してきたので、がんばって食べることができるようになりました。

　最後の個別指導のときに「自分のからだは自分で守る」と話してくれたことはとても印象的でした。

　好ましい健康観を持たせることができたと思います。

　学級担任は「[食べもの調べ]のとき「緑黄色野菜」について発表したので、野菜に興味がわき、食生活を改善しようという意欲がでてきた」といいました。

生活態度が大きく変わった児童

　5年生のときの[食べもの調べ]で、3食とも必ずジュースを飲んでいた子どもがいます。朝は食卓にパンが置いてあり、母は洗濯などの家事をしていて　子どもは一人で朝食を食べていました。朝は7時20分に起きて7時40分に家を飛びでてくるという生活でしたから、朝食は十分食べているとは思えません。

　個別指導のなかで「ジュースを食事中には飲まないように」、

「お母さんに朝、野菜をだしてもらうように頼もう」と話し合いました。個別指導を通して、その児童の問題点を児童と一緒にみつけだします。そして問題点を解決すべくチャレンジ目標を設定します。このときは「野菜をなるべく食べること」にしました。1週間、その目標に向かってチャレンジします。するとこの児童は、その1週間は目標を必ず達成してきました。その後の個別指導のなかで「朝は6時45分に起きます。お母さんが食事に野菜をだしてくれるようになり食べています」と話してくれました。野菜を食べるという目標はまだ十分には達成されていませんが、「お母さんに野菜を入れた料理を作ってくれるように頼むと、お母さんは作ってくれるようになりました」と話してくれました。

　この児童に影響を受けて、お母さんの食に対する意識に変化がでてきました。

　学級担任は「野菜は嫌いでご飯は好き、肉・デザートは大好き、と好き嫌いが激しく、食は細い児童だった」といいます。

　5年生のときはスキがあれば　暴れまわる児童でした。当番活動などはほとんどやりません。

　6年生になると、野菜も食べることができるようになり、学校での生活態度もがらりと変わって、まじめになりました。当番活動もできるようになり、やらなければならないことは、きちんとやってくれるようになったのです。生活態度が大きく変わった児童の一人です。

　このように児童は、食の学習によりいろいろな変化をみせてくれました。好ましい食のありかたを、早い時期にていねいに学習し、身につけていくことにより、好ましい生活習慣を確立できると確信しました。自分自身や家族の健康について見直し、是正を提案できるようになりました。また正しい健康観を持つことができるようになったと実感しました。

石原寛巳

小学校での食の学習
チームプレーで支えた食の学習

食の学習により力強く生きていく力をつける

　この小学校での2年3か月の取り組みには、児童のために学級担任と養護教諭の他に、町の保健師、歯科衛生士、学校歯科医が参加しました。それぞれがその専門的知識を十分に発揮して、児童を変えるように全力を尽くしました。児童は、さまざまな変化をみせてくれました。

　この学習を通して、児童には、
　　　食べ物を選ぶ力
　　　自分で調理する力
　　　元気な身体が分かる力
の3つの力がつきました。
　力強く生きていく力がついたと思います。
　この取り組みに参加したスタッフにもいろいろな感想が残りました。

チームで取り組み児童に好ましい変化をもたらす

町の保健師や歯科衛生士は
　学校、学校歯科医、地域保健、家庭がチームを組んで、授業だけでなく個別指導を通して学習に取り組めたことは、児童の行動の変容に効果がでたと考えます。また、授業計画から一緒に進めることができたことは、多くの面で大きな意義がありました。

学校の教師の観察から　児童の変化について
　「野菜を食べる習慣がついた結果、『美味しい』と感じられるようになった」、「朝食を食べて登校するようになったら、体調がよくなった」と自覚できる児童がみられます。また、個別指導の結果、早寝早起きなどの生活のリズムを改善できた児童も多くみられました。朝食を摂ることや、野菜を食べられるようになった児童が増えたためか、学校生活も落ち着いてきています。給食の残

滓も少しずつ減り、自分のからだのために一口でも多く野菜を食べようとする努力がみられる児童もいました。授業態度も真剣になり、やらなければならないことはきちんと取り組めるようになりました。一番の驚きは、なかなか宿題ができなかった児童が、きちんと提出するようになり、忘れ物が少なくなるなど学校生活や学習面での向上につながる大きな変化があったことです。

食は家族のきずなを育む

　食は生きる源であり、健康を維持する源です。学習する力や精神的な安定も食が支えています。食を通して一家団欒の場を持つことは、家族に和をもたらし、しあわせを生みだすと考えます。食についての好ましい基準を児童一人ひとりが早期に持つ必要があります。その上で、未来を背負う児童にとって「自分のからだは自分で守る」という健康観を持つことはとても大切です。

　この2年と3か月の取り組みに参加したすべての関係者は、児童の好ましい変化を実感して、早い時期からのきめ細かい食の学習の必要性を痛感しました。小学校で児童に食の教育を行う機会に恵まれたことは、とても幸せだったと思います。　　　石原寛巳

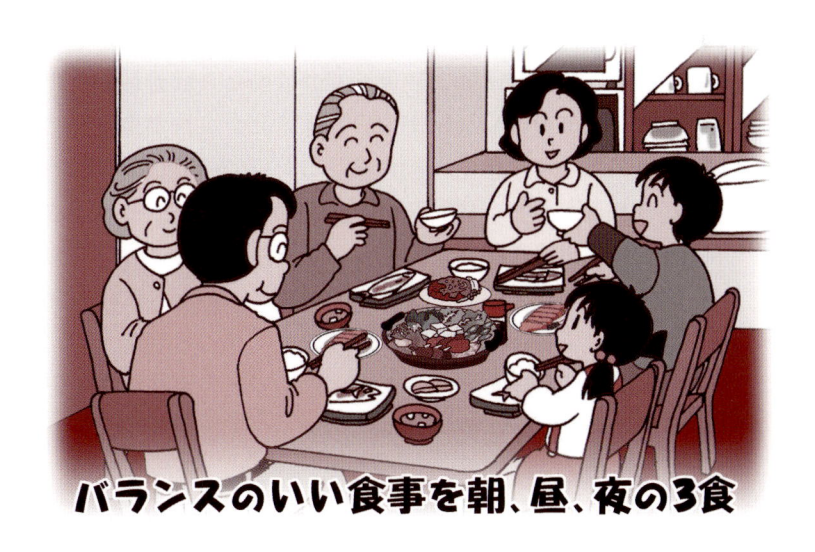

バランスのいい食事を朝、昼、夜の3食

小学校での指導
おやつはスティックシュガー3本分

お砂糖何本分

　　　8ｇのスティックシュガー3本をみせ、「おやつにとる砂糖の量は、歯や身体のことを考えると、これくらいまでにしておくといいよ」と示します。子どもたちはその砂糖をみて「なんだ。そんなに食べていいの？」と驚きながら安心した顔をしました。そこですかさずカステラ1切れを「カステラ＝お砂糖3本」と示すと、今度は「たったそれだけ？」とがっかりした顔に変わりました。そんな子どもたちにプリント(右図参照)を配り、それぞれにお砂糖が何本入っているかを予想してもらいます。「メロンパンは大きいけれど、甘いのは外側だけだよね」、「ジュースとスポーツドリンクならジュースの方が砂糖は多いよ」、「大福のあんこはけっこう甘いよ」など大きさ、甘さ、などを考慮し、予想をしています。真剣に考えた分だけ答え合わせは、盛り上がります。「ヤッター」、「あたった」と予想があたり思わず立ち上がってガッツポーズをする子もいました。

　　　答えがわかったところで、今度は自分のおやつの食べ方と向き合います。1週間分のおやつの記録に、1日にお砂糖を何本とっていたかを記入していきます。このとき砂糖量を予想したときの友だちとの意見交換が大いに役に立つようです。プリントにはないお菓子も「クッキー3枚だったら、カステラと同じかな」、「ヨーグルトとゼリーは同じくらいだよね」などと自分で考えられるようになってきます。そうした作業のなかで自分自身のおやつの食べ方に問題を感じて「先生、ヤバイよ」と、私に声をかけてきた子もいます。その子のおやつ調べには、お砂糖6本、7本、9本と1週間の間毎日オーバーしていることが書かれていました。

177頁の答え

①3　②4　③3　④4　⑤7　⑥2　⑦2　⑧3

基準を知り、作業を通じて自分の問題に気づき、最後にこれからどうすればいいかを考えます。その結果「コーラはやめておく」、「お菓子をいっぱい食べそうになったら、この授業を振り返る」、「ちゃんと調べてから食べたい」、「おやつを少なくする。今日からやる」など考えや決意を聞くことができました。

　半年後に歯みがき指導で同じクラスを訪れました。

　「あれからどうしている？」

　すると、「飲みものをお茶にしている」、「砂糖の分量がわかってから買って食べている」、「前はお菓子を食べていたが、おにぎりをたべることにした」、「おやつを食べ過ぎないように表を作った」などこちらが思っていた以上の成果や工夫をしている様子が聞けとても嬉しくなったのです。

　こちらから「多すぎるよ」といった指摘や、「もう少し減らしたら」などとアドバイスをするのではなく、自分でどうすればいいかを考えたからこそ、このような行動につながったのではないでしょうか。

神山ゆみ子

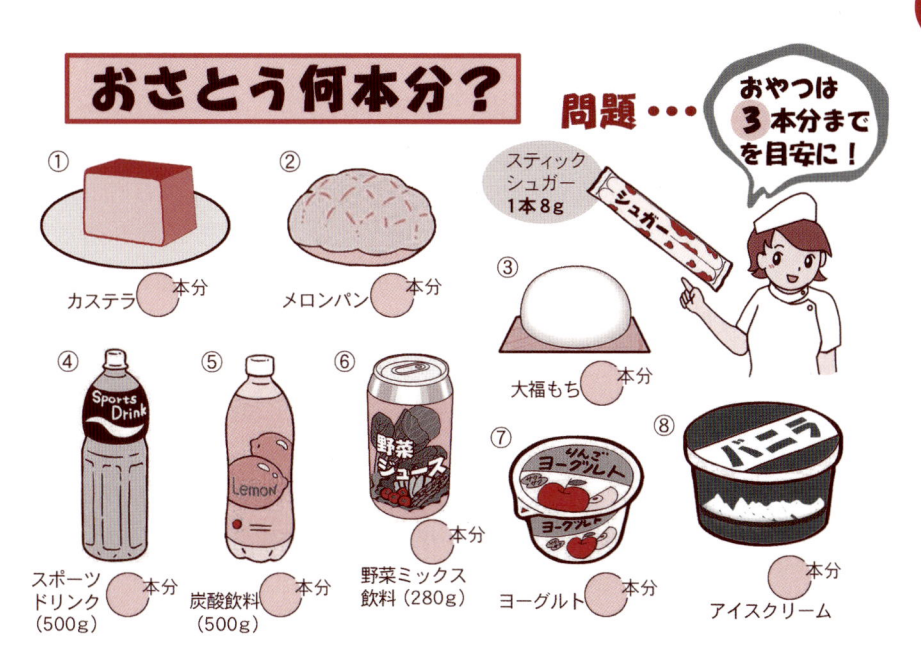

おさとう何本分？

問題… おやつは 3本分までを目安に！

スティックシュガー 1本8g

① カステラ 　本分
② メロンパン 　本分
③ 大福もち 　本分
④ スポーツドリンク（500g） 　本分
⑤ 炭酸飲料（500g） 　本分
⑥ 野菜ミックス飲料（280g） 　本分
⑦ ヨーグルト 　本分
⑧ アイスクリーム 　本分

小学校での指導
おやつのカロリー

ポテトチップス1袋で400〜500kcal

　お砂糖3本分の授業をすると「甘くないおやつはどうすればいいのですか？」と子どもたちから必ず質問がでます。確かに「ポテトチップス」などのスナック菓子はかなりの子どもたちが日常的に食べています。砂糖の量は少ないのですが、こういったお菓子は高カロリーであるためほどほどにする必要があります。また、スナック菓子をテレビを見たり、おしゃべりをしたりしながら食べると"だらだら食い"になりやすく、歯への影響も大きいのです。

　あるチョコレート菓子を子どもたちにみせて、まず砂糖量を考えてもらいました。「実はこれ1箱でお砂糖2本分なんだ」と答えをいうと、チョコレートは甘いというイメージからか「なんだ、それしか入っていないの？」、「2本分ならおやつにOKなのかな？」との声がでます。そこで改めて「このチョコレート菓子はお砂糖2本分だから、おやつに1箱食べてもいいのかな？」と聞いてみました。すると、"上手く説明はできないのですが、何となく食べてはいけない"という雰囲気です。

　しばらくすると「そんなに食べたらご飯が食べられなくなる」と意見がでました。そこで「実はこれ1箱で400kcalなんだ。400kcalは、ご飯、焼き魚、青菜のお浸しと一緒だよ」と食事の写真を見せます。さらに「ポテトチップスは1袋で400〜500kcalあるよ」と袋の成分表示をみながら伝えました。「1食分と同じなんだ」、「それなら、食べちゃダメだね」と口々にいいます。そんななか、ひとりの男の子が「食事と同じカロリーなら食べてもいいんじゃない？」と意見をいいました。すると私が反応する前に子どもたちのなかから「同じではないよ」、「内容が違う」との意見がでました。

　そこで「しっかりとした食事のなかには、みんなが元気に活動

したり、からだを大きく成長したりするための栄養が入っているものね」と話すと全員が納得してくれました。食べる量の目安として「スナック菓子は片手に一杯」と伝えました。

お砂糖3本分の、45分間の授業でカロリーについて触れたのは10分弱です。しかし、子どもたちの反響は大きかったのです。「スナック1袋が、1食分とわかってビックリ」、「おやつを少なくしてご飯を多く食べる」、「口のなかに長く入れている食べ方をしない」、「カロリーをとったらすぐ運動をする」、「お菓子の箱のカロリーや塩分の表をみる」などと食べ方を考え、授業では触れなかった運動や塩分のことまで考えた子もいました。

半年後には「ポテトチップスを3人で分けて食べている」、「話を聞くまでは1袋食べていたけれど、食べないで我慢しているうちに、それが癖になって食べないようになりました」と行動が変わり、習慣化した様子を聞くことができました。

カロリーについて触れることは、おやつの食べ方や食事にまで考えが及び、より歯とからだの健康を考えたおやつ選びに結びつくように思います。

神山ゆみ子

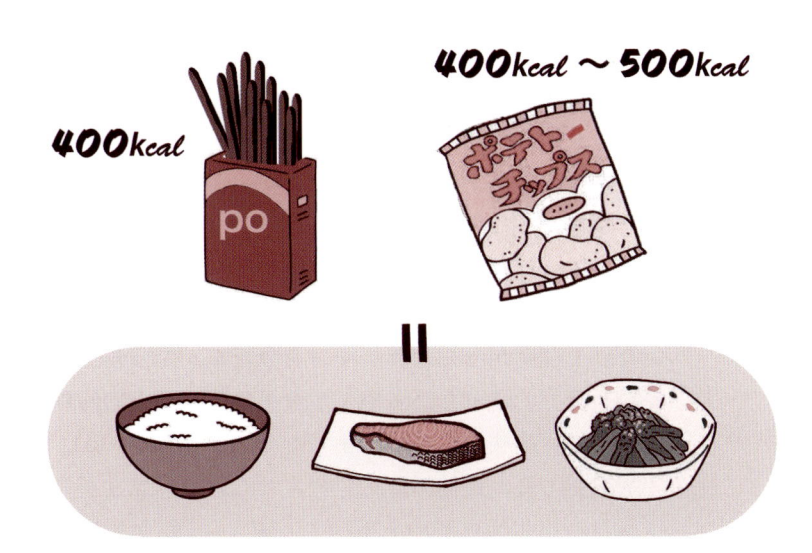

中学校での食の指導
食生活のアンケートを基にした講演会

講演後、朝食を食べる生徒が増えた

　私が歯科校医をしている横浜市立中田中学校は、市の中心部よりやや郊外に位置します生徒数750人ほどの中規模校です。以前、歯科検診後、養護教諭と懇談中に、保健室で話題となっていることについてお聞きしたことがありました。先生のお話では、学校へきても教室に入れない保健室登校の子、午前中体調不良で保健室へよくくる子が以前より増えているとのことでした。そのとき、私が「それは食生活の乱れが原因のひとつとして考えられるのではないでしょうか」とお話をしました。これがきっかけとなり、学校保健委員会で「食育」をテーマに取り上げることになったのです。まず全校生徒の食生活の現状を知るために、アンケートを全員にだし、その結果を基に私が「歯の健康と食生活」という演題で全校生徒に講演することが決まりました。

　アンケートの結果によりますと、朝食は、毎日食べている割合は1年生では80％以上ですが、学年が上がるごとに減少する傾向があります。食べない理由は、食べたくない、時間がない、用意されていないの順でした。弁当は、95％以上が家で作った弁当を持参しています。間食は、食べる時間帯は60％以上が帰宅から夕食までの間で、よく食べるものはスナック菓子、チョコレート、アイスの順です。夕食は、孤食が10〜15％で、60％以上が家族全員で食べています。野菜は、約40％が、あまり好きではなく、仕方なく食べています。

　この結果を基にして全校生徒に講演しました。反応は想像していた以上によかったようです。自分たちがだしたアンケートの結果がグラフで現れたことや、お菓子、飲みものの砂糖の量をあてるクイズに興味を示していました。

　講演会の後、生徒の反応を知るために、感想文を書いてもらいました。代表的なものを上げてみます。「朝食を毎日食べている

人は、成績がよいという話を聞いて驚きました。僕もこれから成績をよくしたいので、毎日朝食を食べようと思います」(1年生男子)。「今後食事のとき、ちから、からだ、調子のバランスを考えて食事しなければならないと思いました」(2年生男子)。
「飲みものやお菓子にどのくらい砂糖が入っているかというコーナーで、自分が想像していた量より多かったり少なかったりして、びっくりしました。間食をするときには、砂糖がどれくらい入っているか考えながら食べていけばいいと思います」(3年生女子)。

　2年後にも同じ内容のアンケートを全校生徒にだしました。食生活の講演を聞いている3年生では、朝食を食べない生徒の割合が前回の3年生より減少しています。これだけで判断はできませんが、講演会の効果が多少でも現れた結果だと思います。

　中学生に食生活について最も伝えたかったことは、
①栄養のバランスを考えた朝食を毎日摂る
②間食は就寝2時間前まで、深夜は避ける
③お菓子や飲みものは、砂糖の量でスティックシュガー3本分以内
④1日3食とも、主食(ちから)、主菜(からだ)、副菜(調子)の栄養バランスを考えながら摂ることです。

渡瀬孝彦

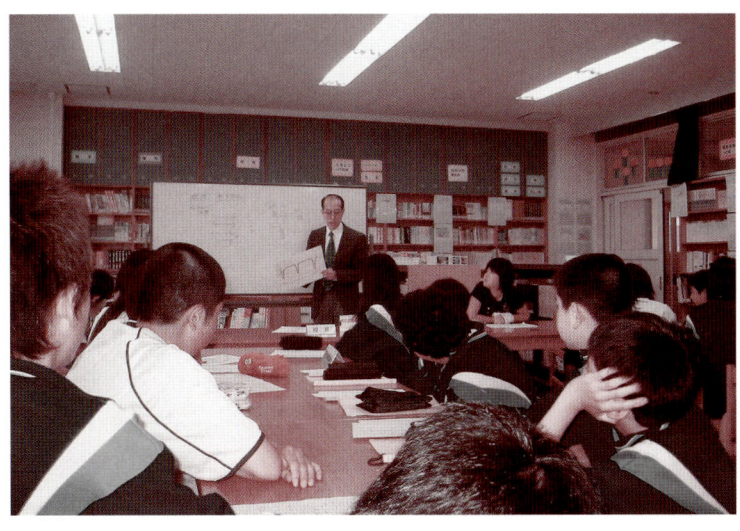

高校での指導
高校生への歯と食生活の授業

本当のダイエットとは

　「自分の身体に合った食事をしていますか？」の問いかけから授業をはじめます。ダイエットの本当の意味は「その人の身体にあった食事をとる」ことです。つまり、からだに必要なものはしっかり食べて、不必要なものは減らすことです。15～16歳（高校1～2年生）は身体がふっくら丸みをおびてきて、ホルモンの分泌を促し将来の妊娠、出産に向けての準備をするときです。この重要な時期に食べるものも食べずにやせることは、生理不順を招き、場合によっては妊娠できなくなることもあります。間違ったダイエットの影響で、未熟児の出生数がアジアNo.1になるなど社会問題になっています。

　むし歯や歯周病は、甘いものなど余分なものの摂り過ぎの警告と受け止めて欲しいのです。菓子や飲料の摂り過ぎで、からだに必要なものを取り損なっているかもしれません。

お砂糖3本分で食事改善

　高校生にも「お砂糖3本分」（「甘いおやつはお砂糖3本分」162頁参照）のゲームは、威力を発揮します。脳やからだに必要なぶどう糖は、ごはんやパンを食べればいくらでも補充できます。甘いものを食べると血糖値が高くなり、下げるためにインシュリンが分泌されます。このインシュリンは、脂肪を溜める働きがあるので肥りやすいのです。スリムになりたかったら菓子類を減らすこと、これは歯にとってもよいことです。

　生徒の反応として「部活のときいつも菓子パンだったのをおにぎりに変えた。気がつけば仲間全員おにぎりに変わった」、「あれから間食を減らし、砂糖量を気にしだした。なんだかとても充実した生活を送っている気分」など実行している様子が多く記されていて嬉しいものです。

食事の自己採点で、何をどうすればいいかがわかる

　この授業には3日間の食事記録を持参してもらい、その場で食事の点検表に書き移してもらいます。簡単な作業ですが、それを導入してから感想文が変わってきました。「牛乳を全く飲んでいないことに気づいた」、「野菜を食べるようにした」、「朝食に卵を加えるようになった」など、今後、彼女たちが何をしなければならないかをつかみとった様子がよくわかりました。

食の自立へ向けて

　私はこの授業に際し、「大学に行ったら1人暮らしになるかもしれない」、「数年後には家庭をもち、食生活を運営していく立場になる」ことを前提に、自分はどういう食生活を営むのがよいかがわかるように話を展開しました。「基本となるべき食生活についてあまりにも無知だった。これからは自分で自分の身体を管理していきます」などの感想に手ごたえを感じました。　　鈴木和子

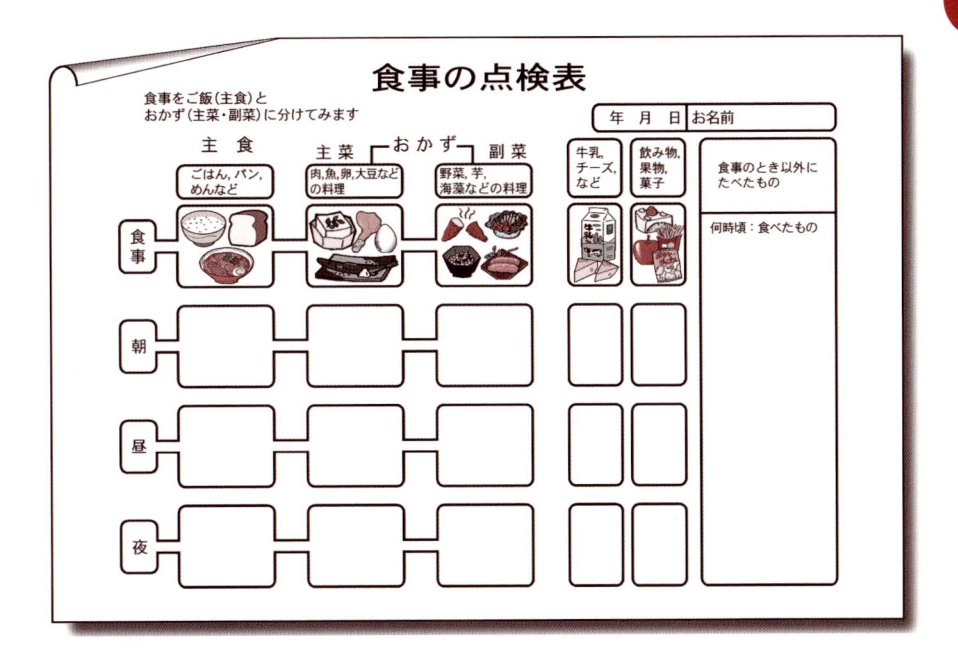

口から食べられるリハビリの視点

口腔周囲の機能の復活で健康に寄与

　10年前のことです。通院中の娘さんが「75歳の父ですが、食べられなくなってきています。どうも義歯が合っていないようで、最近では人柄まで気難しく変わってしまいました」と相談を持ちかけられました。お会いすると、掌蹠膿疱症で手足に包帯を巻いていました。口腔内状況は、金属床義歯は不適合で、とくに下顎は口腔内で踊っており、不適合のため顎堤は発赤腫張しています。

　アレルギーテストのことを尋ねても返事をされず、「ありますがマイナスでした」と娘さんが代わりにと答えるといった状況です。包帯を変えながらレジンの義歯に変えることを提案しました。それが功を奏したのか、次第に包帯も取れ、「何でもおいしく食べられるようになった。先生、死ぬまで来るよ」と元気になられた。

　10年振りに孫娘さんが「おじいちゃんがトイレで転倒し病院に入院しました。この10年間は家族と同じものを食べられるようになって穏やかだったのに、病院に入院したとたんに、おかしくなったのです」と駆け込んできました。家族に囲まれて楽しく生活していたのに、入院したとたんに4人の大部屋に入り生活が一変したのです。高齢者になると環境の変化に順応しにくく、精神的に不安定になりショックも大きかったのでしょう。

　病院の許可を得て口腔ケアと口腔リハビリに駆けつけました。はずされている義歯は適合している義歯なので、ミキサー食ではなく、普通食で対応できることを病院側に伝えました。家族との連携で敏速な対応だったので退院も早く、車椅子で来院されたときは、お元気な様子でした。入院中は口腔ケアをくるリーナブラシで徹底的にしたとのことです。この患者さんが早期退院に漕ぎつけられたのは、ミキサー食も2日間であったので、口腔機能の低下を免れたからだと思います。現在は、定期的に口腔ケア・口腔リハビリを含め安全に普通食を食べ続けるために在宅に伺い生

活支援を行っています。この患者さんは現在86歳、家族と同じものを食べ、普通に暮らしています。このようなことが地域に住む方たちの間に広まっており、重度化予防につながり町の開業医として嬉しく思っています。

　病院では、飲み込み事故や保管管理や口腔乾燥のような口腔環境の変化などを心配するあまり、入院すると義歯を外すことは、多忙な病院現場では、やむをえないこともあります。しかも、安全のために食事形態をミキサー食(ペースト食)、きざみ食、ゼリー食にせざるを得ない場合もあり、ときには経管栄養にしなければならない状況の変化を招くこともあります。そうなると口腔周囲の機能はどんどん低下します。普通食を食べていた人は、混乱し不安になり、悲しんだり怒ったり気持ちが乱されます。しかし、病院は変わってきています。口から食べることが、精神的にも肉体的にも病を乗り越えることに重大な影響をもっていることがわかってきたのです。歯科に対する期待も大きくなっています。歯科は、形態の回復から機能の回復へ、そして健康への寄与が求められているのです。

　20年前から医院の外へでて病院、施設、在宅往診に行ってみると、家族の方や他職種の方が安全に効果的に口腔内を清掃できるブラシの必要を感じていました。くるリーナブラシ（株式会社オーラルケア）はそれを目指して開発したものです。ブラシの刺激が綺麗な唾液をつくり感染を守り、舌も含めた口腔周囲の機能を復活させ口から食べられる口作りに貢献しています。

　超高齢社会の日本において医療は病気を治したり、命を救うことができても、人間復権や家庭での生活支援までは手が届かないので、家族を中心とした他職種との連携でサポートできる地域作りができていることに大きな喜びを感じています。　　　黒岩恭子

胃ろう患者に口から食べさせる

舌も動かせない患者さん

　　　　ドクターからICUの病棟にきて欲しいと連絡がありました。めまいと吐き気が主訴で入院し、3日後に誤嚥性肺炎そして呼吸困難となり気管切開をしています。検査をしていますが、診断がついているが病名がみつからないといいます。「口から食べられるようにして欲しい」とドクターから依頼されました。赤紫色した舌には真っ白い舌苔が付着し、乾燥した舌は下唇の上にでたまま、自分の意志では入れられない状態です。舌尖を越えて舌背に触れると嘔吐反射があり、舌苔を除去できません。そこで嘔吐反射を起こしにくかった舌下へ保湿剤を併用し、舌を上方に舌小帯の周辺を上方、左右にとストレッチしながら、モアブラシ(株式会社オーラルケア)で嘔吐反射を起こさないように舌苔を除去しました。これで舌を口腔内に自力で納めることができました。

　モアブラシで粘着性の唾液を除去しながら唾液腺を刺激し、奨液性の唾液を分泌させながら、痰をモアブラシの毛先に巻きつけとりました。この操作を繰り返し行ったのですが、わずかに口腔を動かせるだけでした。ICU病棟から一般病棟に入り胃ろう造設を行い、口腔機能の回復は歯科、摂食嚥下に関してはPT、OT、ST、ナース、Drとの連携で経口摂取に向けて取り組みました。PT、OT、スタッフは「口腔のことで病院にいる私たちにできることは何でも申しつけ下さい」といってくれました。経験5年目のSTは「このような病状の患者さんに会ったのは初めてで困惑しています」と告白されました。

　急性期はよくなる可能性が高いので、気がはやる思いです。経口摂取にむけて重要な舌の運動機能を取り戻しながら、口腔機能の協調運動を引きだし適合する義歯製作は大仕事です。会社勤めのころから上下顎の義歯が不適合で、上から落下する義歯を舌尖で押さえ、口腔内で右往左往する下顎義歯を舌縁で押さえ、柔ら

かいものを食べていたとのことです。口腔ケア・口腔リハビリを併行しながら義歯の改造をはじめましたが、義歯治療をしようとして、口腔内の入口に旧義歯を入れようとしただけでも激しい嘔吐反射が起きるので、改造義歯作成は困難でした。

　幸い頭脳がクリアでしたので、本人にも口腔ケアと口腔リハビリは毎日するよう伝えました。連携チームの努力により、葡萄ジュース(誤嚥したときには気管切開のところから吸引すれば色で判断できる)から経口摂取を開始し、粥ゼリーに練り味噌を混ぜて訓練し、「ミキサーとろみ食」を食べられるまで漕ぎつけました。しかし6か月後、普通食を食べたいとセカンドオピニオンの病院へ喉頭気管分離術の検査で入院したところ、動かなかった声帯もわずかに動きがでているので、手術は不要ではないかとリハビリテーション病院を紹介されました。摂食嚥下リハビリテーションのドクターもこのような症状の患者さんは初めてといいます。

　急性期病院での医療チームのアプローチで、ミキサーとろみ食まで漕ぎつけているので、段階食をステップアップするため義歯を早く装着するよう指示がでました。胃ろうを抜管し経口摂取による社会生活に戻るため、外泊の許可もでました。往診で普通食へむけての再評価を行い、義歯作りを中心とした口腔環境の整備を本人と奥さんとともに歯科チームで取り組み、上下顎の義歯を装着することができたのです。段階食でトレーニングを行い普通食を食べられるようになったのです。10か月かかりました。歯科医になってから口腔相が劣悪なため、機能する義歯装着に苦労したことははじめてでしたが、高齢社会の歯科医療、とくに義歯製作は口腔ケア、口腔リハビリ、義歯作りの三位一体のサポートが重要であることを痛感しました。

　重症な患者さんの「口から食べる」支援は、歯科単独ではなしえなかったことです。本人、家族、医療チームとの連携によるものです。そして患者さんや家族の喜びに満ちた笑顔に出会えたことで、かかわった全員が私も含めて明日への希望をみいだせたことは他の何ものにも変えがたい財産です。

　　　　　　　　　　　　　　　　　　　　　　　黒岩恭子

診療室での指導
知識を知恵に高めたい

知っていることと、行動は違う

　20年前、6歳臼歯の萌出をともに喜んだ"さっちゃん"がお母さんになり、1歳の保ちゃんを連れて来院しました。
「保にむし歯を作られた、先生、みてください」
　いかにも疲れ切った雰囲気です。預けた保育所でおやつに甘いものを与えられ、食後の歯磨きはさせない、それでむし歯ができてしまったといいます。看護師としての仕事を終え、子どもを連れて帰宅、それから子どもと格闘の歯磨きだそうです。
「歯ブラシも嫌いになったし、どうしよう」
　深刻な状況です。問いつめずに関わっていると、上手に歯磨きをするわが子をみて乗り越えられる自信がついたのでしょう。
「実は哺乳瓶にジュースを入れて寝かしつけていました」
といきさつを語りはじめました。むし歯の状況から判断すると、何かそのようなことがあったのかな、とも感じていました。
「疲れが溜まって、早朝の出勤が控えていると、つい早く寝かしつけたくなり、いけないとは思いつつ、ついやってしまいました。自分の体験から、わが子には絶対にむし歯にしまいと決心していたのに」
と語ってくれました。誰にでもありそうなことです。その後、2人目もできて今度はむし歯も作らず、何でも食べる元気な4歳を迎えています。保ちゃんも、それ以後むし歯はできていません。生活が整えば、甘いものに頼らなくても子どもたちは満足できるのです。

　歯科衛生士をしている方が訪れました。
「先生、子どもにむし歯ができたので、みてください」
　予防に熱心な歯科医のもとに勤務して、そこで学んだように、歯が萌出してからはフッ素を塗り、祖父母には口移しにものを与

えないように気をつけてきています。

「歯科衛生士としてできることは全部やりました」

甘いものにも気をつけ万全の態勢で3歳を迎えたのですが、子ども同士のつきあいからお菓子を覚え、いつしか甘いもの好きになったようです。お母さんの仕上げ磨きに逃げ回り、遂にむし歯ができたようです。横浜に移り数か月、迷いに迷って来院してきました。

3歳を過ぎたら子どもも判断できます。甘いものを禁止でなく上手につきあうように子どもの立場になって話します。この子もわかってくれたようです。お母さんも、一呼吸おいて子どもをみられるようになりました。子どもも自信ありげに検診にきます。

3歳までは文字どおり母子一体です。それを過ぎると子どもは子どもの生活の仕方を身につけなければなりません。いつまでも母親の管理下にはいないからです。その子の生活の仕方により、むし歯のリスクが決まります。子どもの生活は、食べること、遊ぶこと、寝ることです。それぞれは切り離せない生活の流れです。そのつまずきが多くの慢性疾患の源流になります。医療側のアプローチも、患者さんの生活のあり方を視野に入れた関わりが必要になるのです。

丸森英史

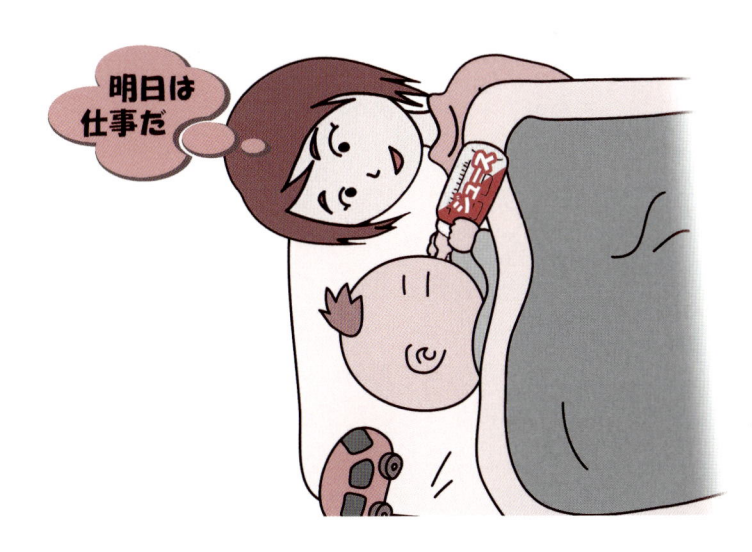

診療室での指導
むし歯と歯周病は生活習慣病
患者さんの健康への意識の高まりが大切

　アメリカ国籍のリッツさんは10年以上日本で高校の先生をしており、日本語は達者で日本人になりきっていました。歯周病が進行していること、ポケットが深いこと、などの説明に対して納得いくまで質問をしてきます。納得すると歯周外科と補綴のやり直しに応じてくれました。その後も、判で押したように半年に1度は必ず自主的に検診に来院されます。歯周組織は順調に経過していましたが、5～6年を過ぎるあたりから、プロービングで出血することが目立つようになってきました。ブラッシングも向上しませんし、根面う蝕ができはじめました。聞いてみますと間食やデザートによる砂糖の摂取量が思いのほか多いことが浮かんできました。

　ここからもう少しの改善が難しいのです。わずかに残ったプラークにより根面にう蝕ができ、ポケットの深化がはじまってきます。歯周組織は、じりじりと初診時の状態に戻っていきます。説明しても、今度は生活習慣のわずかな修正が難しいのです。具体的な問題を感じていませんので、このまま半年に1度のクリーニングで維持できると思っているのでしょう。検診の期間を短くするなど、あの手この手で意識改革を狙ったのですが、うまくいきません。

　しかしそのうち「これは大変だ」と思うぐらい出血するようになり、その症状をみて患者さんの意識が変わってきました。間食やデザートの摂り方もかなり注意するようになってきました。そのとたん歯肉炎への後戻りがなくなりました。いつしかアメリカ人らしい下太り状態も、いくらかスリムになってきたようです。体重も気になっていたころで、そのことも行動変容の助けになったかもしれません。効果が現れるとブラッシングにも励みがでてきて、検診のたびに歯肉が堅く締まってくるようになってきまし

た。検診のたびにじりじり悪くなるのと、よくなっていくのは、食生活を含めた生活習慣が大きな役割を演じます。その習慣も医療側の患者さんとの関わり方で変わるものです。

　「歯周病もむし歯もたくさんあります」という説明に対しても、佐藤さんの返事は「先生のよろしいようにお願いします」です。歯周外科を含めた全顎の治療には1年をかけました。この方もよい状態は5年前後だったでしょうか。じりじりと悪くなる傾向を改善する気力はもうないようです。来院が近づくと"今度はどのように関わろうか"と院内で相談会です。結局は12年目「長くお世話になりました。通うのもしんどいので近くでみていただくようにしたいと思いますので」との電話でお付き合いは切れました。根面う蝕、ポケットの深化と病変の悪化は教科書どおりですが、成り立ちの一因は健康に対する取り組み方です。振り返ってみますと、その雰囲気は初診時から持っていました。それに気づけば手の打ちようもあったかもしれません。患者さんの生活の雰囲気を感じる必要がありそうです。

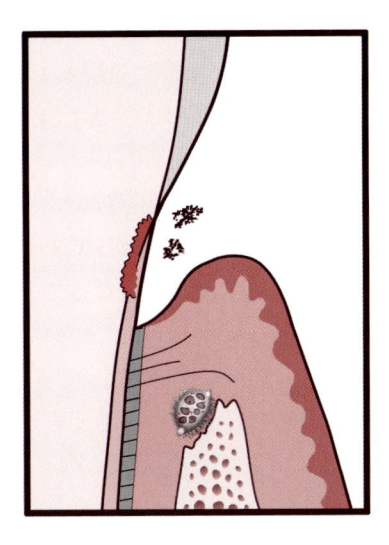

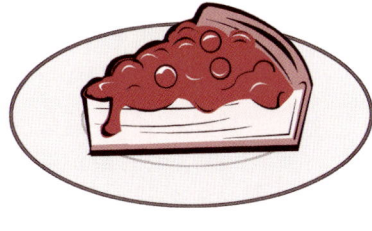

丸森英史

診療所での指導
指導に近道なし

生活の一部として定着させる難しさ

　歯周病は進み、根面う蝕はでき、突然来院が中断、そんな野口さんとは20年以上のお付き合いです。20年間その繰り返しです。十数年前、何とかこの悪い状態を理解してほしいと思い、指導をやり尽くしたと感じたときの最後の手は、別室の大きなスクリーンでご自身の口腔内写真をみてもらうことでした。チェアーサイドで写真をみせても反応がなく、「ならば」という試みでしたが結局何も変わりませんでした。結局、脅かしでしかなく、こちらも後味の悪い思い出しか残りません。もちろん脅かしたつもりではなかったのですが、真意は伝わらなかったのです。ペリオドンタルメディスンとして、歯周病が全身の病気に関係するという脅かしにはこと欠かない時代になりました。有効な情報も下手に伝えれば、単なる脅かしの情報になってしまいます。脅かしで乗せられても効果は一時的です。

　野口さんに口腔内をみてもらうことから仕切り直しです。聞いてみますと、自分なりに健康に気をつけていることを語ってくれます。その思いを聞くことで、病変の進行と競争ですが、口腔内も少しずつ改善してきました。まさに指導に王道なしです。

　高校2年生の美波ちゃんは、おじいちゃんから数えて3代目の患者さんで、歯が痛くなると来院します。4年ぶりの来院時に、太って来て驚きました。幼稚園時代からの患者さんで、むし歯と縁が切れたことがありません。ある日の治療が終わって、受付での会話です。

　「またむし歯がみつかったんだって」
　「えっへー」
　「どうしてだろうねー。甘いもの好きなの」
　「ううん、そんなに食べないよ。でも授業中に眠くなるからアメなめてる」

「エー、毎時間なめているの」
「優しい先生のとき〜」
「1日、何個ぐらいなめるの」
「7個ぐらい」
「お友だちとも交換するの」
「今日、友だち3人も歯医者さんに行ってるの。エヘヘ」

　歯ブラシも、甘いのものの食べ過ぎの害も繰り返し指導して、十分に知識としては理解しているのに……。

　このような生活環境に子どもたちは囲まれています。さて、これから、どう取り組むかが患者さんも医療側も思案のしどころです。まずは美波ちゃんが自分で改善の目標を1つたてることからスタートです。

　納得しないまま「必要だからと」押し切っても効果は一時的です。歯科医院にきてブラッシング指導を拒絶する人はいないでしょう。しかし、ブラッシングも食生活の改善も生活の一部です。治療のために必要なブラッシングといわれても、生活のなかで、いつどこでどのようにブラッシングするのかを考えます。なかには素直に最優先で取り組む患者さんもおりますが、生活の一部として定着させるには、生活の流れのなかで折り合いをつける必要があります。食事も運動もストレスの改善も、生活習慣のなかで無理なく、落ちつく場所をみつけなければなりません。丸森英史

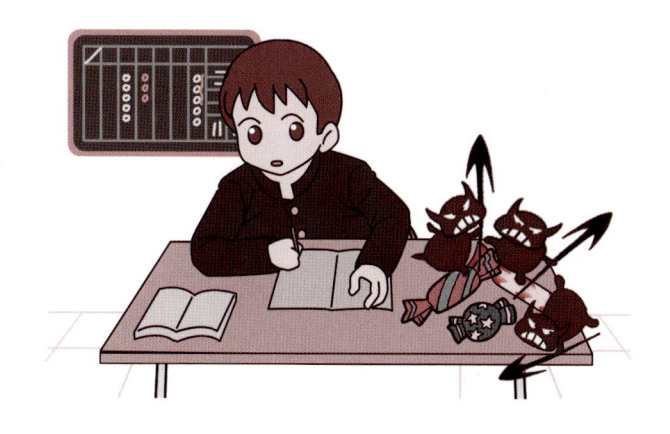

診療所での指導
よりどころは手ごたえ
偏った生活を改善することが、歯科保健指導の特徴

　今年で69歳になる高津さんとは、17年の付き合いです。数年かけて全顎を治しました。それ以後、定期的に検診にこられます。ほぼ完璧にブラッシングがいき届いているのですが、初診から10年目あたりから根面にむし歯ができはじめました。ぽっちゃりした体型から甘党であるのは想像できます。「甘いものはどうですか」との問いに、にっこりうなずく様子から相当な量を食べている雰囲気が伺えます。何回か聞くうちに、糖分のかなり入っている健康食品や、ゴルフの際、アメを絶えずなめていることがわかりました。「かかりつけのお医者さんに、こんなに中性脂肪が多いと大変なことになりますよと怒られました」と話されますが、なかなかコントロールは難しいようです。「キシリトールはどうですか？　フッ素入りの歯磨き剤はどうですか」と甘いものを何とか帳消しにしたいようでした。定期診査の折りには「甘いものはもう食べていませんよ」というのですが、担当の歯科衛生士との会話のなかには「実は……」ということの繰り返しでした。根面カリエスができては治し、充填後さらにその脇から根面カリエスができます。数年後、危機感を感じたのかやっと限度量を越さないようになりました。関係が切れなかったのが幸いしたのか、最近の4年間はむし歯の再発はありません。クラウンの下の継ぎ接ぎの充填はやっと終わりになりそうです。抜歯や補綴のやり直しにならないうちに生活改善ができたようです。やむなくやめた甘いものですが、平気でいる自分を再発見して、自信がついたようです。心なしかスリムになって来院されました。

　「先生、食べたいものを食べられれば、死んでもいいの」と話されていた横田さんは65歳です。血糖値が高く、なかなか改善できず、教育入院することになりました。昔からの糖尿病で「か

かりつけの内科の先生はとってもおっかないの。いつも怒られてばかり」と食事制限は全くする気はないようです。まだ合併症はでてきませんが、からだの節々が痛く、寝ていてもつらいそうです。歯肉も痛みでブラッシングができないとこぼしています。その辛さからいよいよ血糖値を下げようと入院しました。それまで家事をしたことのないご主人をどうするか、その見通しがついての決断だそうです。

　その後，インスリン注射もはじまりましたが、間食もやめて甘いものはほとんど摂っていません。それまではプロービングするだけで、痛いと訴えていました。しかし、それも改善しました。歯肉も変わってきました。しかし、生き甲斐であった甘いものを好きなだけ食べることをやめたので、毎日がつまらないそうです。贅沢な悩みかもしれません。しかし来院時、生き甲斐やこれからの目標に話しが広がることもあります。歯科における予防は、偏った生活を整えることが基本であり、歯科保健指導の特徴でもあります。その視点は、今後ますます重要になるでしょう。丸森英史

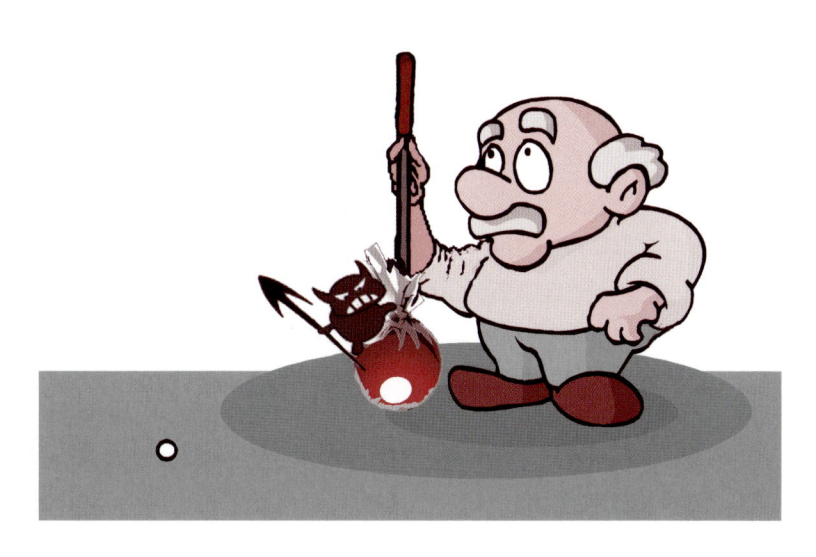

VII 食育の実際／実践的指導例

ある育児サークルの試みと唾液検査

3歳まで砂糖を遠ざけた育児

　"3歳までは砂糖を遠ざけた育児"を実践した育児サークルが横浜にあります。生まれたばかりの赤ちゃん7人とその母親が集まり、"むし歯なくからだも健康に育てる"を目標にスタートしました。子どもたちは現在7歳になり、全員むし歯ゼロで何でも食べられて、元気に成長しています。3歳まで甘いお菓子はまったく食べずに育てられましたが、3歳以降は親子で限度量を決めて上手に食べています。それぞれの家庭で規則正しい生活習慣が根づいており、そのことが歯とからだの健康につながっていると思われます。正しい生活習慣を身につけるために毎回母親座談会を開き、そのための各家庭の工夫をだしあいました。このサークルでは、3歳以降に年2回の歯科衛生士によるブラッシング指導を受けていますが、フッ素塗布やプロフェッショナルケア、さらに母子間の細菌感染指導は受けていません。

　皆むし歯ゼロで小学1年生になったことを機に、子どもたちとその母親に対して、唾液検査および食生活・口腔衛生に関する調査を行いました。検査はリアルタイムPCR法を用いて、むし歯原因菌（S. ミュータンス菌・S. ソブリヌス菌・乳酸桿菌）のレベルを測定しました。

　結果は、0歳から参加した子どもたちのむし歯原因菌の量は極めて低かったのです。しかも、菌が多く幼少期にむし歯の多かった母親の子どもの場合も同様でした。つまり、う蝕は感染症ですが、0歳からの食を中心とした生活習慣が、いかにその発症抑制に関与するかが示唆されたのです（図）。

　最後に3歳まで砂糖を遠ざけた育児のための工夫をお母さんたちにインタビューしました。

　外出先でぐずったときは？　「飴などのお菓子でごまかさずに、不機嫌の原因を考えて解消してあげたわ。子どもとのコミュニ

ケーションのとり方もよく考えるようになりましたよ。空腹なら持参したプチおむすび、小さく切った食パンなどを与えました」

祖父母が甘いお菓子をあげたがるときは？「正直に3歳まで甘いお菓子はなしで育てることと、その理由を伝えたわ。一緒に遊んでくれることが何よりだと伝えました。お土産は、絵本などを頂戴ってお願いしました。好き嫌いがなく、むし歯もない子は自慢の孫になり、より協力してくれるようになって私もびっくり」

ママ友たちには？「むし歯にしたくないことはもちろん、自分の作った食事をしっかり食べてもらいたいので、甘いお菓子やジュースを与えていないことを話しました。賛成してくれるお母さんもたくさんできたわ」

今村智之

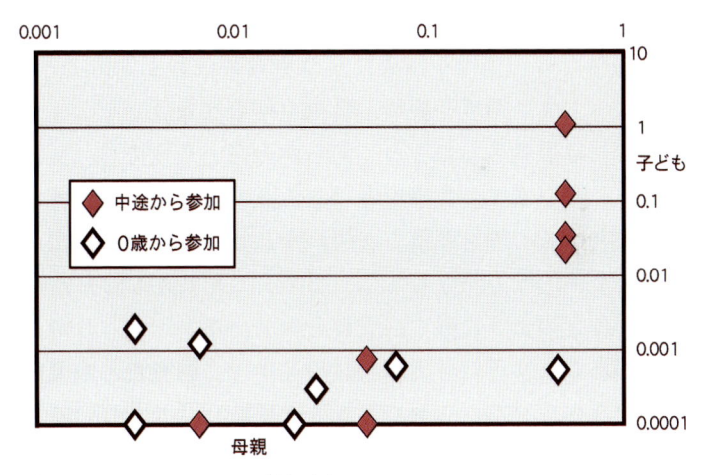

親子間における*S.mutans*の割合（％）

0歳からサークルに参加している子どもたちの S. mutans 比率は、母親の S. mutans 比率が高い場合であっても低かったのです。一方、5歳以降から途中参加した群では母親の S. mutans 比率が高い場合は、子どももすべて高い比率でした。う蝕は感染症ですが、0歳からの食を中心とした生活習慣がいかにその発症抑制に関与するかが示唆されました。

（協力：株式会社ジーシー　オーラルチェックセンター）

カウンセリングを活用した食育指導
"指導"と"カウンセリング"
一方的に話すのではなく、患者さんの内面に耳を傾ける

　近年、生活習慣病は増加の一途をたどっています。こうした背景のなか、食育指導の重要性はますます高まってきています。患者さんの行動パターンは、大きく2つに分けられるかと思います。①食生活への改善の意義を知らないために実行できないパターン。②食生活の改善の意義を理解しているにもかかわらず実行しないパターン。前者①は、教育や指導が適応する領域です。一方、後者②のように、患者さんは理解しているものの一向に改善行動に至らない場合は、カウンセリングを取り入れた介入が効果的です。両者の見分け方は、主に患者さんの言動や反応から探っていきます。面接の際、こちらの話に関心を示し、質問を繰り返す患者さんであれば、そこに意識が高まっていることが考えられます。的確な情報提供や指導により食事の改善が期待できます。一方、ムッとする態度や表情、抵抗や拒否的な反応を示す患者さん、そこには患者さんにとって何らかの想いや気持ち、反応の理由が存在しています。食事指導にあたって、まずその患者さんのなかに存在する心理を理解し、思いやることからはじめましょう。

　具体的な方法としては、まず、こちらが話した内容を、患者さんはどのように感じ、受けとめているかといった情報を探る必要があります。たとえば、話の途中で、患者さんの表情がムッとしたなら、「（こちらが）お話させていただきました内容で、何か気になる点はありますか？」といった質問を投げかけてみます。これは「開いた質問」といい、Yes, Noでは答えられない質問方法で、相手からの情報を引きだすために役立ちます。仮に、患者さんの回答が「お話の内容は理想的ですが、現実的に不可能です。いまの私の生活は、時間に追われ、献立を考える余裕もなければ、買いだしに行く時間も調理する時間すらない状態です。これ以上の負担を考えると辛くてなりません」というものであったとしま

しょう。こうしたなかで、まずは患者さんの立場に立って、患者さんの思いを理解し、共感してあげることが大切です。共感とは、「自分もそう思う」、「同じ考え」といった"同意"でもなく、「気の毒に」、「可愛そうに」といった"同情"でもありません。共感とは、患者さんの立場になって、患者さんにとって「なにが辛いのか」「どのような気持ちなのか」といった患者さんの内面に耳を傾け、受けとめ、理解し、その想いや気持ちを一緒に共有することです。

　人は、自分の想いや気持ちが相手に伝わっている、理解されていると感じたとき、はじめて安心感を抱きます。こうした安心感は信頼関係に繋がります。信頼関係が築かれたと感じた患者さんは、確実にこちらの話に耳を傾けてくれるようになります。こうした上で、はじめて指導を開始していくことで食事改善への効果が期待できます。

水木さとみ

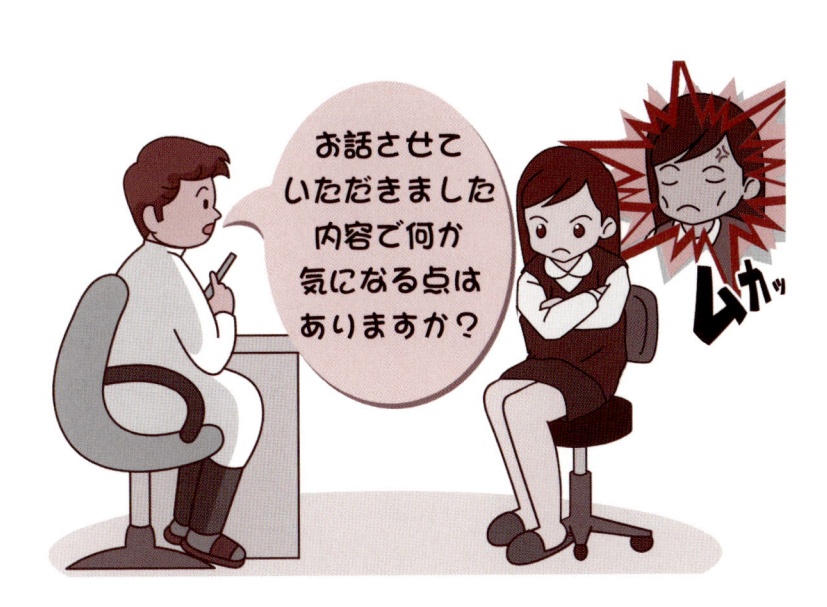

カウンセリングを活用した食育指導
情報収集に基づく患者さんへのアプローチ

患者さんに話していただく

　患者さんへのモチベーションにあたっては「こちらがいかに話すか」ではなく、患者さんに「いかに話していただくか」ということが重要です。患者さんからの情報収集を元に、それぞれの患者さんにとって、効果的なアプローチを検討していくことが望まれます。

　そこには、患者さんのライフスタイルや家族構成、心理面などを考慮し、"いま、患者さんが困っていること"は何なのか、どのように問題解決していけばよいのかといったことに焦点をあて、具体的に、患者さんができること、そして、こちらが支援することを明確にし、協力体制の元に、無理なく段階的に患者さんがよりよい習慣を身につけていけるよう促します。

患者さんの物語を理解して

　来院する患者さんには、それぞれ患者さんの物語があります。さまざまなライフスタイルのなかに存在する"想い"もそれぞれ異なっています。まずは、こうした患者さんの想いや問題意識に焦点をあて、理解していくことからモチベーションははじまります。また、一度高まったモチベーションであっても、必ず時間とともに低下していきます。患者さんの置かれた環境のなかで、ゆっくりと、そして静かに低下していきます。

　私たちは、こうした患者さんの微妙な変化に気づき、再び患者さんの抱える問題に意識を向け、ともに歩んでいく支援体制が不可欠だと考えます。

　生活習慣病の予防を考えるにあたって、食生活の改善は不可欠です。患者さん自らの自発的な行動は、意識の強化に繋がります。患者さんが自主的に行動できるよう、心理的サポートをしていくことによって、あらたな生活習慣が確立していきます。

口腔と全身の健康増進を目指して、是非、カウンセリングマインドを取り入れた食事指導を試されてみてはいかがでしょうか。きっと、そこには人と人との温かい関係性が生まれ、患者さんに変化がみられることと思います。

水木さとみ

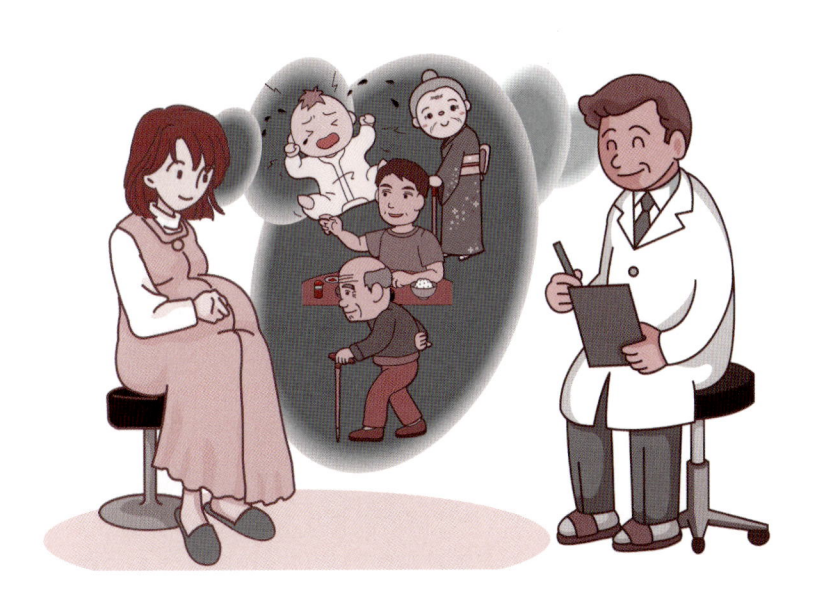

高血糖・糖尿病・メタボリックシンドローム

若年者の肥満の増加

メタボリックシンドローム(内臓脂肪症候群)は、動脈硬化性疾患(心筋梗塞や脳梗塞など)をはじめ、さまざまな病気が引き起こされやすくなった状態です。肥満(ウエストが男性85cm、女性90cm以上)のある方で、高血糖・高血圧・脂質代謝異常のうち2つ以上ある人をメタボリックシンドロームが強く疑われる人、1つある人を予備軍とされ、「平成18年 国民健康・栄養調査の概要」では40〜74歳で両群あわせて約1,940万人でした。毎日の食生活や生活習慣が大きく関係して起こりますが、近年では成人だけでなく若年者でも問題視されています。

若年者糖尿病のほとんどは1型糖尿病(インスリン依存型、小児糖尿病)でしたが、最近では肥満小児の増加にともない小児の2型糖尿病(成人型の糖尿病)が増加しています。若い頃から正しい食生活や、適度な運動習慣を心がけることが予防には大きな効果を発揮します。

欠食は肥満体質をつくり、食後過血糖にする

和食から洋食への食習慣の変化と、ダイエットブームが重なり、欠食も問題視されています。「国民健康・栄養調査の概要」(厚生労働省)では、男女ともに20歳代、30歳代の順で朝食の欠食率が高いと報告されています。欠食の悪い影響はいくつかあげられますが、肥満と食後過血糖などはその代表といえます。

朝食の欠食による肥満は、午前中のエネルギー不足や栄養バランスの乱れにより、からだが飢餓状態に陥り、脂肪を蓄えやすい体質になることに加え、昼食や夕食の摂取量が増え1日の摂取カロリーが多くなるために起こります。思春期の過食は脂肪細胞の数が増え、成人期以降の過食は主に脂肪細胞のサイズが増大します。サイズの大きな脂肪細胞は、TNF-α、レジスチン、PAI-1、

遊離脂肪酸などの悪いホルモンを増やし、アディポネクチンなどのよいホルモンを減らし、体内のホルモン環境の悪化原因となります。思春期から成人期までの継続した悪い食習慣は、脂肪の数やサイズの増大だけではなく、体内循環ホルモンの異常も起こします。

　食後過血糖は、糖尿病への移行率や、動脈硬化を進展させ心筋梗塞などの心血管疾患の発症リスクが高くなると報告されています。食事はまとめて摂取すると、食後過血糖を起こしやすくなりますので、3回に分けて摂取することが望まれます。また食事と食事の間隔をあけるようにします。前の食事で血糖が下がり切る前に、次の食事がくると、さらに高血糖になってしまうからです。食後過血糖や脂肪吸収を抑制する野菜や食物繊維の摂取が推奨されますが、20～40歳代は中高年に比べ不足気味になっています。

　今後さらに糖尿病を中心に生活習慣病を起こす年齢層が若年化することが予想されます。自覚症状がないため気がついたときには重症化しています。また、糖尿病のコントロール不良は、細菌などに対する抵抗力が弱くなるため、感染症にかかりやすくなります。足壊疽による足の切断というと稀なケースで無関係と考えがちですが、不注意により感染させ数週間で足を切断することも珍しくありません。足壊疽は全身の動脈硬化や感染症のひとつで、歯周病や歯の脱落などと同じ病態によって起こります。若年者のわりに歯周病のひどい方や、抜歯後の傷の治りが悪い方などは、是非一度内科的なチェックをお勧めします。

菊地泰介

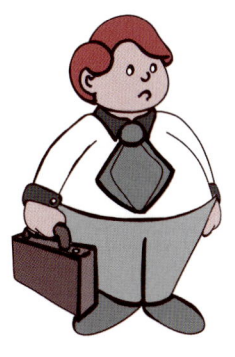

高血糖と血管内皮機能障害、動脈硬化症

食後高血糖の問題点と改善策

　高血糖状態は、好中球の機能低下などによる易感染状態を起こし、その感染状態がさらに血糖コントロールを悪くするという悪循環となります。そのため足壊疽や歯周病などの原因とされていますが、それだけではそのような病気は起こりません。高血糖による動脈硬化の進展などにも目を向ける必要があります。

　高血糖は、他の危険因子としてあげられる高血圧，高コレステロール血症，肥満，喫煙，ストレスなどとともに、血管内皮細胞の障害の進展に影響するとされています。

　糖尿病の3大合併症（糖尿病性神経障害、糖尿病性網膜症、糖尿病性腎症）に代表される細小血管障害は、糖尿病になってから進みます。脳梗塞・狭心症・心筋梗塞・閉塞性動脈硬化症に代表される大血管障害は、糖尿病になる前の食後高血糖(境界型糖尿病、グルコーススパイクともいわれます)の状態から既に進むといわれます。

　食後高血糖改善薬などの薬物治療もよいのですが、まずは食事療法や運動療法が基本となります。適正なカロリー摂取、食事バランスの改善、食後の運動療法などが推奨されます。それに加え、食事時間をゆっくりとる、咀嚼回数を増やす、食物繊維の多く含んだものを摂取するなど感覚的な指導も有効ですが、最近ではGI値(150,151頁参照)などを表示する食品もみられ、食後高血糖改善のための科学的な指導の幅が広がってきています。

動脈硬化症

　動脈硬化症は、図に示すような機序によって起こり、高血糖の曝露によるさまざまな代謝異常が原因とされています。そうした高血糖による血管内皮細胞の機能障害により、血管の異常な収縮・炎症・血栓形成などが複合的にからみあって、動脈硬化は進展し

ます。
　そのため、さまざまな啓蒙活動によるメタボリックシンドロームなどの理解により、早期からの動脈硬化予防への介入が行われることが期待されます。 　　　　　　　　　　　　　　　菊地泰介

糖尿病における内皮細胞機能障害

高血糖
↓
酸化ストレス
Protein Kinase C 活性化
AGE受容体活性化
↓
内皮細胞

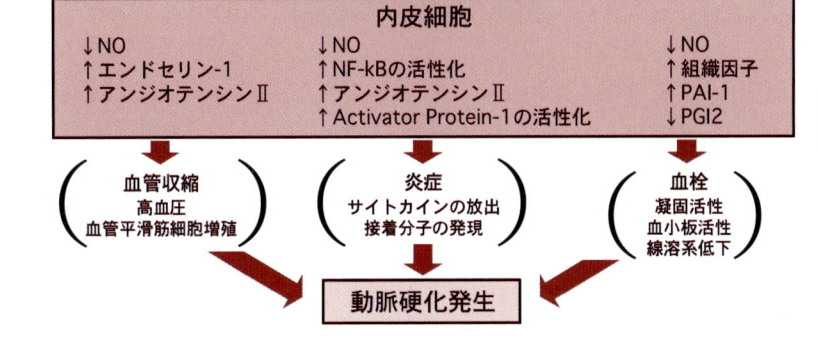

↓NO	↓NO	↓NO
↑エンドセリン-1	↑NF-kBの活性化	↑組織因子
↑アンジオテンシンⅡ	↑アンジオテンシンⅡ	↑PAI-1
	↑Activator Protein-1の活性化	↓PGI2

（血管収縮／高血圧／血管平滑筋細胞増殖）　（炎症／サイトカインの放出／接着分子の発現）　（血栓／凝固活性／血小板活性／線溶系低下）

→ 動脈硬化発生

血糖コントロールとカーボカウントとは

カーボカウントとは

　最近、欧米で一般的になってきた、血糖コントロールを容易にする食事療法のひとつがカーボカウントです。カーボとは、炭水化物を表す英語 Carbohydrate からきています。

　食事をはじめて 15 分ほど経つと、血糖値が上がりはじめますが、この血糖値をいちばん早く、大きく上昇させるのが炭水化物です。主な食品に含まれる炭水化物の量をあげてみると、ご飯 (調理済み)1/3 カップで 15 g、パン 1 枚 15 g、スパゲッティ (調理済み)1/2 カップ 20 g、生野菜 1 カップ 5 g、牛乳 1 カップ 12 g です。この炭水化物は、からだの最も重要なエネルギー源で、でんぷん・砂糖・食物繊維の 3 つから成り立っています。

　炭水化物は、食べはじめてから約 2 時間までにほぼ 100％、ブドウ糖 (血糖) に分解されますが、タンパク質では約 50％、脂肪では 10％弱に過ぎません。また、タンパク質や脂肪からの糖新生の進み方は穏やかであり、食後の急激な血糖上昇はそのほとんどが炭水化物に起因するものです。この炭水化物のはたらきに着目し、食品中の炭水化物の摂取量をカウント (計算) して、血糖値をコントロールしていくことをカーボカウントといいます。

血糖のコントロールとしてのカーボカウント

　本来は糖尿病の血糖コントロールのために考案された方法で、食物中の炭水化物の量をグラム単位で算出し、1 日あたりの総炭水化物摂取量をインスリンの分泌量に見合う量に制限します。この方法を、炭水化物と脂肪との関係に着目して捉えたのが、ウェイトコントロール法のひとつとしてのカーボカウントです。

　余分に摂取された炭水化物は、脂肪となって体内に蓄積されます。炭水化物の摂取をコントロールすることによって、脂肪の蓄

積が抑えられるというわけです。糖尿病のみならず、一般の人びとの生活習慣病予防や健康維持管理のために、大いに利用できる方法であるといえます。

　カーボカウントをはじめるには、自分の摂った食事を記録し、普段の食習慣を把握した上で、目的に見合ったカーボの量を設定していく作業が必要です。その作業の大まかなガイドラインを図に示します。ただし、炭水化物をコントロールすることでダイエットに繋げようと、やみくもに炭水化物を避けるのはよくありません。炭水化物のなかでも果物、野菜、米などの穀物や、低脂肪の乳製品には、身体に必要で不可欠なビタミンやミネラル、食物繊維が豊富に含まれています。これらの身体によい炭水化物は積極的に選んで十分に摂ることが大切です。また、砂糖や甘いお菓子のような、カロリーや脂肪が多くて他の栄養素がほとんど含まれないものを食べるときは、他の炭水化物の代わりとして考え、ときどき楽しむ程度に、頻度や量をひかえるようにしましょう。

参考文献
Hope S. Warshaw 他著、坂根直樹・佐野喜子監訳：糖尿病患者のためのカーボカウント完全ガイド．医歯薬出版株式会社、2007年．

武内博朗

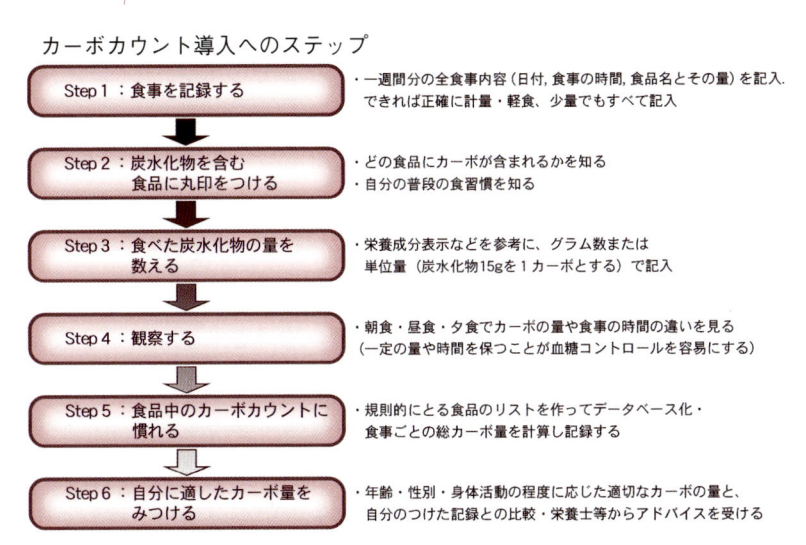

カーボカウント導入へのステップ

- Step 1：食事を記録する
  - 一週間分の全食事内容（日付, 食事の時間, 食品名とその量）を記入．できれば正確に計量・軽食、少量でもすべて記入
- Step 2：炭水化物を含む食品に丸印をつける
  - どの食品にカーボが含まれるかを知る
  - 自分の普段の食習慣を知る
- Step 3：食べた炭水化物の量を数える
  - 栄養成分表示などを参考に、グラム数または単位量（炭水化物15gを1カーボとする）で記入
- Step 4：観察する
  - 朝食・昼食・夕食でカーボの量や食事の時間の違いを見る（一定の量や時間を保つことが血糖コントロールを容易にする）
- Step 5：食品中のカーボカウントに慣れる
  - 規則的にとる食品のリストを作ってデータベース化・食事ごとの総カーボ量を計算し記録する
- Step 6：自分に適したカーボ量をみつける
  - 年齢・性別・身体活動の程度に応じた適切なカーボの量と、自分のつけた記録との比較・栄養士等からアドバイスを受ける

チームアプローチ
歯科診療所と健康管理士の指導連携

健康管理士

　食育指導といえば、管理栄養士さんがまっ先に思い浮かぶかと思います。ここでは、健康管理のスペシャリストで、生活習慣病予備軍の指導を行う健康管理士を紹介します。健康管理士とは、NPO法人日本成人病予防協会が認定した資格で、正確には「健康管理士一般指導員」といいます。

　日本成人病予防協会は、1967年、東京都医師協同組合連合会の役員が中心となり、各専門分野の医師の協力のもと、生活習慣病 (当時の呼称は成人病) 発症のメカニズムの研究、および予防医学知識の普及と啓発活動を目的として設立されました。生活習慣病に関する総合研究、および研究成果の社会に対する啓発・普及活動を如何に実践するかについて検討の結果、普及要員の育成が急務との結論に達し、1992年に健康管理士一般指導員の資格認定を開始しました。翌1993年には「健康管理士一般指導員認定講座」が厚生労働大臣指定講座となっています。

　かつての予防医学の課題は、結核などの感染症でしたが、文明の急速な発展とともに、病気の主流は感染症からガンや心疾患、脳血管疾患などの生活習慣病へと移行してきました。生活習慣病は、日常の不適切な生活習慣の積み重ねによって引き起こされる病気です。つまり、毎日の生活習慣を見直し、改善すれば予防ができます。

　「健康管理士一般指導員」は、生活習慣病の原因やメカニズム、それを予防するためのメンタルヘルス、栄養、運動、環境などについて幅広く学習し、健康管理の正しい知識を身につけます。そしてその知識を活かして、未然に病気を防ぐ環境作り・肉体作り・生活作りの指導やアドバイスを行い、健康の保持・増進のための正しい知識を普及し、医師とは異なった普通の方々と同じ視点から人びとの健康を守るお手伝いをします。いわば健康管理のスペ

シャリストです。認定開始以来、2008年1月現在で約40,000人の認定者数をかぞえ、社員研修や大学、専門学校などのカリキュラムにも資格取得制度が取り入れられています。

歯科診療との連携

　現在とくに力を入れて取り組んでいる活動のひとつが、地域の歯科診療所と連携した生活習慣指導です。まさに指導が必要とされる方々が集まる地域の診療所との連携は、理想型の一つと思われます。

　専門的すぎず、より素人に近い立場からお話することができる健康管理士の存在意義は大きいといえるでしょう。これからは、管理栄養士、看護師　健康管理士、歯科衛生士など異なる職種の方々が歯科医師が片手間に指導する代わりに、食育の分野の指導を手がけていくことになるでしょう。こうした方々に歯科領域における「食育」に関心をもってもらうよう、はじめに働きかけてもらうと、より有効で有意義な連携が動きだすかもしれません。

鈴木大八

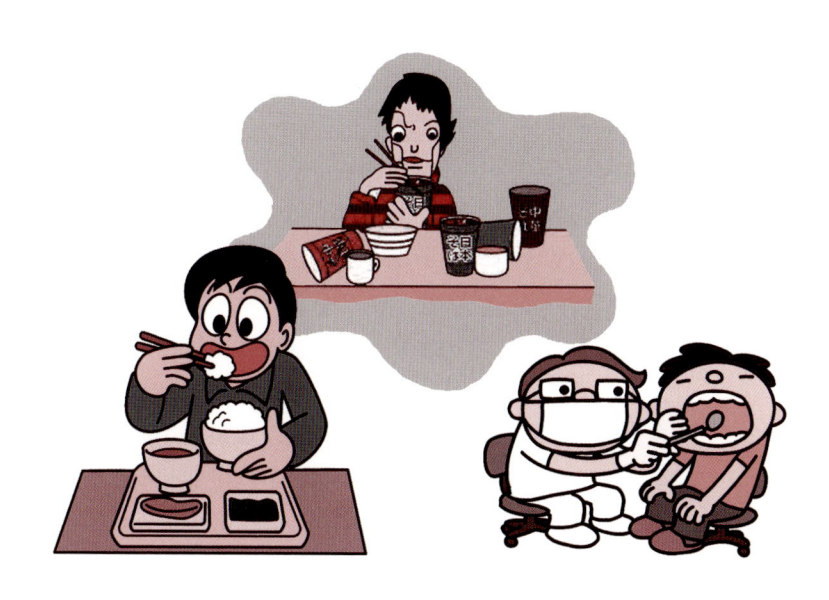

生活習慣指導の立ち上げ

　武内歯科医院は、以前より予防歯科に取り組んでおり、「今後は、歯周病などにより、疾患に至ってしまうような生活習慣を適正に導く指導を行ってみたい、できればアドバイスを楽しくやれないか」と相談され、私どもが健康指導を行うことになりました。
　ここでのアドバイスは、歯が失われたことに由来する偏食傾向、栄養状態、糖質摂取の問題など、歯科疾患にとどまらず生活習慣病までカバーします。指導にあたり、生活習慣病の領域は幅広いので、あくまで歯科疾患、とりわけ歯周病によってあぶりだされた全身的な健康問題をキーワードにすえて行うことにしました。生活習慣指導の専用ルームを整備し、気軽な環境下でアドバイスを行っています(図1)。

指導方法の概要

　生活習慣の指導の必要な患者さんには歯科医師から説明していただき、アポイントをとってもらいます。初回は、約30分かけアンケート票に沿って患者さんの生活状態をお伺いし、指導すべき内容を把握します。このアンケート票から問題点がみえてきます。たとえば、運動不足、運動量は十分だが偏食傾向、食べる量、食事の回数、ストレスの質などがみえ、その人に必要な生活習慣の改善分野を検討しておきます。
　次回から2～3回の指導を行います。
　歯科での食育は、むし歯予防をゴールとし、甘いもの指導に重点を置くのが一般的ですが、これに高血糖への配慮を加えてお話すると患者さんの反応はとても良好です。また歯周病に関連した食育・健康指導は、食べ物の種類、量、食べる時間帯、摂取量をコントロールすべき食品、それらを代謝させるための運動、すべてが有機的に関連してきます。そこで野菜の摂取指導、油を控える指導、運動の指導などと個々に行うのではなく、包括的な内容

で行っています。

　テキストとして小さな総合的小冊子を作りました（図2）。また、楽しくウォーキングできるように地域のエリアを自分たちで歩き、簡易ガイドを作るなどの工夫をしました。大事なことは、患者さんの話をよく聞き、生活環境を把握し、一人ひとりにあったアドバイスを心がけることです。

指導法と成果を踏まえた展望

　生活習慣指導では、どのように改善すればよいのか、患者さんが納得できるようにわかりやすく説明しています。また食習慣では、とくに緑黄色野菜を多く摂り入れること、糖質の摂り方を見直してもらうこと、よい油を摂ってもらうことなどを指導しています。運動により余剰なカロリーを消費してもらうことも合わせて伝えています。改善すべき事項のうち2〜3項目でも改善できたら大成功とお話しています。まず、1つの生活習慣を改善することにより、自分自身の口腔内の健康はもちろん、からだが健康になることを体感してもらいたいと思っています。　　小林和子

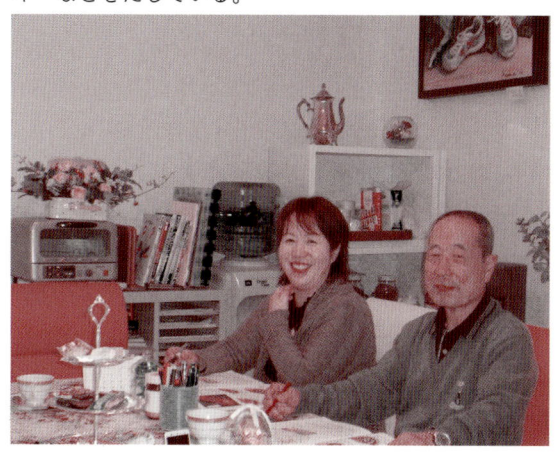

図1　専用ルームではお茶と和菓子、コーヒーとクッキーなどをだしている。

図2　テキスト。

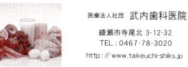

インターネット情報収集
Web 検索の精度と効率アップのために

インターネット上の情報量は、日々急速に増加し続けています。玉石混交の情報のなかから「本物」を見極める目を養う必要があります。表向きは一般的な内容でも、実は特定の企業団体の宣伝勧誘へと繋がる場合も多く、注意が肝要です。信頼性の高いWeb情報を効率的に収集するためのヒントを提示します。

検索エンジンの種類による使い分け

ディレクトリ型(Yahoo! Japanなど)の検索エンジンは、人がジャンルごとに情報を分類して登録しており、より高い精度の情報に出会える可能性があります。官公庁などの公式サイト、あるいは調べるテーマが明確な場合に便利です。

一方ロボット型といわれるGoogle、Goo、Infoseekなどの検索エンジンは、世界中のすべての情報をソフトウェア(ロボット)を介して収集・データベース化しており、より多くの情報を拾うことができます。ただし、キーワードだけで検索するので不必要な情報も拾われ、絞り込むための作業が必要になります。

目的の情報に早くたどりつくためのキーワード選び

- 情報掲載頁をイメージし、その文章中にあると予想する具体的な言葉を選ぶと、より早く目的のサイトに出会えるでしょう。
- キーワードは1つよりも、複数を組み合わせます。
「検索オプション」(情報の絞り込み)モードがあれば、そこで条件設定をすると効率がよいでしょう(図)。
- 同じ言葉でも漢字と送り仮名、ひらがな、カタカナ、アルファベット、大文字と小文字、半角と全角などに注意して入力し直すと、検索結果も違ってきます。
- 思ったような結果がでない場合は、似た意味の別なキーワードに変えます(例:「おいしい」⇒「美味」、「旨い」、「評判」など)。

・抽象的な言葉で検索すると、得られる情報も表面的です。調べたいテーマを構成する具体的なキーワードに分解し、望む情報が得られるまでキーワードを変えて検索します。

信頼性の高い情報の目安

・専門的な内容で、量的にも充実しているもの
・継続して安定した運営であること
・大学・政府・研究機関・学会などが運営していること
　　URL の語尾が ac.jp……日本の大学、研究機関
　　　　　　　　go.jp……日本の政府機関
　　　　　　　　co.jp……日本の企業
・企業のサイトの場合は、営利目的でなく、研究や教育を主目的とした内容であること
・個人および特定の団体を宣伝していないこと
・個人のサイト (jp, com, net などの語尾) では、頻繁に更新がなされ、内容が学術的であること
・匿名を使わず、情報のソースが明らかであること　　青木久仁子

図　大手検索サイト〝Google″の検索オプションの画面。条件を指定（①〜④）することで、目的情報に早くたどりつける。

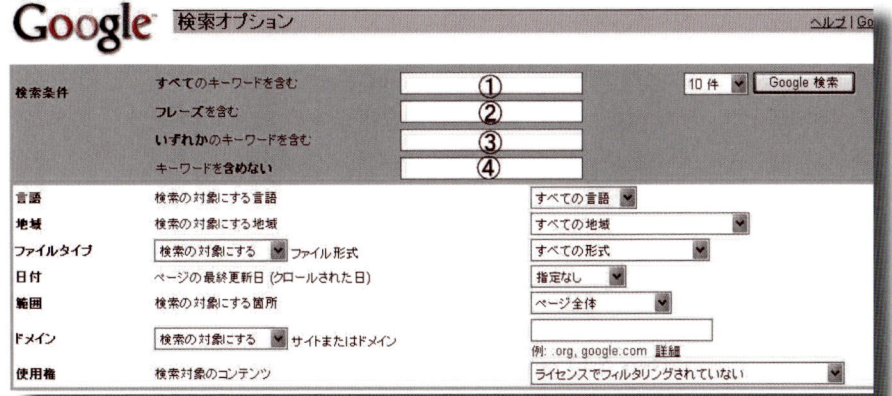

インターネット情報収集
食育関連情報サイトの紹介

主に食育関連情報について信頼性および客観性が高いと思われる、有用なサイトをいくつか参考までに提示します (サイト名などの情報は 2008 年 8 月 20 日現在)。

「食育」について広く知識やヒントを得るサイト

「なぜ？　なに？　食事！！」
(農林水産省、http://www.maff.go.jp/j/shokuiku/index.html)

農林水産省。望ましい食生活に関する国の指針と、そのための具体的な指標「食事バランスガイド」、年代別の活用法、日本の食に関するデータなどがまとめられています。

「グリコの食育コーナー」
(http://www.glico.co.jp/shokuiku/index.htm)

江崎グリコ。漫画やゲームなど、菓子メーカーらしく子どもを意識した作りですが、朝食の大切さ、食事バランスの考え方など、家族で楽しみながら理解できる内容です。一般食品の栄養計算システムや栄養素に関する情報も充実。

「歯育・子どもの歯を育てる」
(http://www.babycom.gr.jp/care/dental/index.html)

妊娠・出産・子育てに関する総合情報サイト babycom 内。赤ちゃんや幼児、妊娠中の母親の食育と歯の健康についての情報が豊富です。

「ほねぶとネット―子どもの食と育を考える意見交流サイト」
(http://homepage2.nifty.com/shokuiku/)

食育コーディネーター大村直己氏によるサイト。さまざまなジャンルの専門家による、現代っ子の食事情に関する意見が紹介されており、子どもたちの「食」を考える上で大変参考になります。

生活習慣病の改善や予防に関するサイト

「メタボリック・シンドロームを予防しよう」
(http://www.mhlw.go.jp/bunya/kenkou/metabo02/index.html)

　厚生労働省のホームページ内にあるメタボリック症候群の特集頁で、基礎知識編と予防・改善編とに分けて平易な文章で解説しています。身体状況やライフスタイルに即した運動のアドバイスも具体的で、実践しやすい内容です。

食の安全に関する知識や情報が得られるサイト

「食品と暮らしの安全」
(http://tabemono.info/)

　『食べるな、危険！』などの著書やテレビでも知られる小若順一氏が編集を務める同名雑誌のネット版。食品添加物、農薬、食品成分表示など、日常生活においてわれわれが身近に遭遇する「安全性」の問題を、独自に調査研究し公表しています。

「健康食品」の安全性・有効性情報」
(http://hfnet.nih.go.jp/)

　世に氾濫する健康食品やサプリメントと呼ばれる栄養補助食品について、現時点での科学的根拠に基づく知見を提供しており、消費者がより安全な製品を選択する際の指針となるサイトです。

青木久仁子

[編著者]

丸森　英史（まるもり　ひでふみ）

神奈川県出身
1974年　東京歯科大学卒業
1990年　横浜歯科臨床座談会代表
現　在　丸森歯科医院開業

〈主な著書〉
『ずっとずっとじぶんの歯』丸森英史・武内博朗監修、少年写真新聞社、2007年
『目的別PMTCとオーラルケア』クインテッセンス出版、2006年（共著）
『食事が変わる・歯肉が変わる　歯科における食事指導』丸森英史・鈴木和子編、医歯薬出版、2004年
『メインテナンス・ライフステージからみた治療のナビゲーション　歯周病治療のストラテジー』医歯薬出版、2002年（共著）
『X線写真は語る　歯科臨床 長期経過160症例』鈴木祐司・丸森英史編、医歯薬出版、2000年
『行動変容を目指した　これからの歯科保健指導』丸森賢二・石井直美編著、医歯薬出版、2000年（共著）

武内　博朗（たけうち　ひろあき）

神奈川県出身　医学博士
1987年　日本大学歯学部卒業
1991年　横浜市立大学医学研究科大学院修了
1991年　横浜市大医学部附属病院　口腔外科
1993年　ドイツ連邦共和国　マックス・プランク研究所分子遺伝研究部
1995年　ハイデルベルク大学医学部泌尿器科学講座分子腫瘍　研究部（BATⅡa）
1996年　国立予防衛生研究所口腔科学部う蝕研究員
現　在　武内歯科医院開業

〈主な著書〉
『目的別PMTCとオーラルケア』花田信弘監修・武内博朗編、クインテッセンス出版、2006年（共著）
『ミュータンス連鎖球菌の臨床生物学』クインテッセンス出版、2003年（共著）
『口腔分子生物学小辞典』口腔保健協会、2003年（共著）
『チェアサイドの3DSってなに？　ガイドブック』デンタルダイヤモンド社、2002年（共著）

"食育"は歯科医療を変える
食を変えれば、う蝕もペリオも治る

2008年12月10日　第1版第1刷発行
2011年 5月10日　第1版第2刷発行
2015年 2月10日　第1版第3刷発行

編　著　者　丸森　英史／武内　博朗
発　行　人　佐々木　一高
発　行　所　クインテッセンス出版株式会社
　　　　　　東京都文京区本郷3丁目2番6号　〒113-0033
　　　　　　クイントハウスビル　電話(03)5842-2270(代表)
　　　　　　　　　　　　　　　　(03)5842-2272(営業部)
　　　　　　　　　　　　　　　　(03)5842-2279(書籍編集部)
　　　　　　web page address　http://www.quint-j.co.jp/

印刷・製本　大日本印刷株式会社

Ⓒ2008　クインテッセンス出版株式会社　　　　禁無断転載・複写
Printed in Japan　　　　　　　　　　　　落丁本・乱丁本はお取り替えします
　　　　　　　　　　　　　　　　　　　　ISBN978-4-7812-0047-7　C3047
定価はカバーに表示してあります